Thilo Schumacher

Sympathikusblockaden beim Komplexen Regionalen Schmerzsyndrom (CRPS)

Thilo Schumacher

Sympathikusblockaden beim Komplexen Regionalen Schmerzsyndrom (CRPS)

Retrospektive Analyse von Behandlungen mit Blockaden und Neuroablationen am extravertebralen Sympathikus

Südwestdeutscher Verlag für Hochschulschriften

Imprint
Any brand names and product names mentioned in this book are subject to trademark, brand or patent protection and are trademarks or registered trademarks of their respective holders. The use of brand names, product names, common names, trade names, product descriptions etc. even without a particular marking in this work is in no way to be construed to mean that such names may be regarded as unrestricted in respect of trademark and brand protection legislation and could thus be used by anyone.

Publisher:
Südwestdeutscher Verlag für Hochschulschriften
is a trademark of
Dodo Books Indian Ocean Ltd., member of the OmniScriptum S.R.L Publishing group
str. A.Russo 15, of. 61, Chisinau-2068, Republic of Moldova Europe
Printed at: see last page
ISBN: 978-3-8381-2552-7

Zugl. / Approved by: Hamburg, Universität, Diss., 2010

Copyright © Thilo Schumacher
Copyright © 2011 Dodo Books Indian Ocean Ltd., member of the OmniScriptum S.R.L Publishing group

Inhaltsverzeichnis

1 Einleitung 5
   1.1 Fragestellung 5
   1.2 Wissenschaftliche Grundlagen 6
2 Material und Methoden 11
   2.1 Studienaufbau 11
   2.2 CRPS 11
   2.3 Sympathikusblockaden 40
   2.4 Patienten 44
3 Ergebnisse 48
   3.1 Patientenkollektiv 48
   3.2 Symptomatik bei Aufnahme 50
   3.3 Therapiemethoden 53
   3.4 Unerwünschte Wirkungen 55
   3.5 Symptomverlauf 55
4 Diskussion 82
   4.1 Generelle Aspekte des CRPS 83
   4.2 Interventionelle Schmerztherapie 85
   4.3 Diskussion untersuchungsbezogener Resultate 86
   4.4 Kurzfristige Entwicklung 92
   4.5 Langfristige Entwicklung 94
   4.6 Prognostische Faktoren 97
   4.7 Epidemiologie 97
5 Zusammenfassung 99
6 Literaturverzeichnis 100
7 Tabellenverzeichnis 114
8 Abbildungsverzeichnis 115
9 Anhang 116
   9.1 Bogen zur Datenerhebung aus Patientenakten mit Kodierauflösung (Bogen 1) ... 116
   9.2 Bogen zur Datenerhebung aus Patientenbefragung (Bogen 2) 117
10 Danksagung 119

Abkürzungsverzeichnis

ADS	Allgemeine Depressionsskala
bzw.	beziehungsweise
CGRP	Calcitonin Gene Related Peptide
CRP	C-reaktives Protein
CRPS	Complex Regional Pain Syndrome (Komplexes regionales Schmerzsyndrom)
CT	Computertomographie
DGSS	Deutsche Gesellschaft zum Studium des Schmerzes e.V.
DL	Durchleuchtung
DSF	Deutscher Schmerzfragebogen
ggf.	gegebenenfalls
GLOA	ganglionäre lokale Opioidanalgesie
HLA	Human Leukocyte Antigen
IASP	International Association for the Study of Pain (Internationale Gesellschaft zum Studium des Schmerzes)
IL-2	Interleukin 2
IL-6	Interleukin 6
k.A.	keine Angaben
MRT	Magnetresonanztomographie
NAS	numerische Analogskala
NGF	Nerve Growth Factor
NRS	numerische rating Skala
NSAR	nichtsteroidale Antirheumatika
n.b.	nicht berechenbar
n.u.	nicht untersucht
PDA	Periduralanästhesie
PDI	Pain Disability Index
PNS	peripheres Nervensystem
p-Wert	Signifikanzwert
ROM	Bewegungsumfang (Range of Motion)
RSD	Sympathische Reflexdystrophie (Reflex sympathetic dystrophy)
SCS	Rückenmarkstimultation (Spinal Cord Stimulation)
SES	Schmerzempfindungsskala
SIP	Sympathetically Independent Pain (sympathikusunabhängiger Schmerz)
SMP	Sympathetically Maintained Pain (sympathisch unterhaltener Schmerz)
sog.	sogenannte/r/s
SPA	Spinalanästhesie
TENS	transkutane elektrische Nervenstimulation
TNF-α	Tumornekrosefaktor α
UKE	Universitätsklinikum Hamburg-Eppendorf
VAS	visuelle Analogskala
ZNS	Zentralnervensystem

1 Einleitung

1.1 Fragestellung

Blockaden des Truncus sympathicus können zur Behandlung des Komplexen Regionalen Schmerzsyndroms (CRPS; complex regional pain syndrome) eingesetzt werden, ihre Wirksamkeit ist jedoch nur für eine Untergruppe der Patienten gegeben.

Gegenstand dieser Untersuchung sind Patienten mit CRPS Typ I und II, bei denen davon auszugehen ist, dass zumindest ein Teil der Symptomatik durch das sympathische Nervensystem hervorgerufen und/oder aufrecht erhalten wird.

Das Verfahren der kontinuierlichen Blockade mittels Infusion von Lokalanästhetikum über ein Katheter-Pumpen-System zielt darauf ab, eine durch den Sympathikus aufrechterhaltene neurogene Entzündung zu durchbrechen, um schmerzreduziert an der funktionellen Wiederherstellung der betroffenen Extremität arbeiten zu können.

Das Hauptaugenmerk dieser Untersuchung liegt auf der schmerzlindernden Wirkung der kontinuierlichen Sympathikusblockade und chemischen Destruktion über den Therapiezeitraum hinaus.

Zur Beurteilung der Entwicklung muss dazu ein möglichst komplettes Bild der Symptomatik zu drei verschiedenen Zeitpunkten erstellt werden: Je einmal unmittelbar vor und nach der interventionellen Therapie sowie beim Follow-Up. Eine systematische Möglichkeit der standardisierten Erfassung der zahlreichen beim CRPS möglichen Symptome in Form eines praktikablen Erfassungsbogens muss zunächst geschaffen werden.

Aus den ersten beiden Zeitpunkten lassen sich praktische Erkenntnisse über die Durchführung gewinnen, doch nur in Verbindung mit dem Follow-Up ist eine Aussage über einen längerfristigen Erfolg möglich.

Es ergeben sich folgende Fragestellungen:
- Wie lang muss die Behandlung durchgeführt werden, bis ein Erfolg erkennbar ist?
- Wie wirksam ist die Behandlung kurzfristig?
- Wie wirksam ist die Behandlung langfristig?
- Gibt es prognostische Faktoren für die Effektivität der Behandlung?

Vor dem Hintergrund der uneinheitlichen Datenlage zu Epidemiologie und Ausprägung der Symptomatik ist die Erfassung dieser Daten über ihre Funktion als Verlaufsparameter hinaus ebenfalls von Interesse.

1.2 Wissenschaftliche Grundlagen

1.2.1 Definition des CRPS

Die Komplexen Regionalen Schmerzsyndrome Typ I und Typ II gehören zur Gruppe der neuropathischen Schmerzen (Wasner et al. 2003a). Standard für die Diagnosestellung ist die klinisch-neurologische Untersuchung. Auf einer Fachkonferenz der Internationalen Gesellschaft zum Studium des Schmerzes (International Association for the Study of Pain, IASP) wurden operationale Kriterien für die Diagnosefindung erarbeitet (Merskey und Bogduk 1994, Galer et al. 2001):

1. Vorhandensein eines schädigenden Ereignisses oder eines Grundes für Immobilisation (nicht zwingend für eine Diagnose)
2. Unverhältnismäßiger Spontanschmerz, Hyperalgesie oder Allodynie
3. Vorhandensein oder Bericht über ein vorhanden gewesenes Ödem, einer veränderten Hautdurchblutung oder veränderter Sudomotorik
4. Keine anderen Zustände oder bekannte Erkrankungen erklären die Symptome (Ausschlussdiagnose)

Die Kriterien sollten als erster Wegpunkt der Entwicklung einer endgültigen Definition fungieren. Sie führten in dieser ursprünglichen Form zu einer hohen Sensitivität um den Preis einer geringen Spezifität, die Folge war eine Zunahme der falsch-positiven CRPS-Diagnosen (Bruehl et al. 1999, Harden et al. 1999, Galer et al. 1998). Um diesem Umstand zu begegnen wurde der IASP durch eine Expertengruppe eine überarbeitete Version der Kriterien vorgeschlagen (Harden und Bruehl 2007): Nach dem in Abbildung 1-1 dargestellten Schema ist zur Diagnose eines CRPS eine Kombination aus spontanem Schmerz, der unverhältnismäßig zu einem ggf. vorhandenen Trauma ist, mit Symptomen und klinischen Zeichen obligat. Symptome sind subjektive Angaben des Patienten, wohingegen klinische Zeichen zusätzlich durch den Untersucher feststellbar sind.

- Der Patient muss mindestens ein Symptom aus jeder der folgenden Gruppen beschreiben:
  Sensibilität
  Vasomotorik
  Sudomotorik/Ödeme
  Motorik/Trophik
- Zusätzlich muss mindestens je ein klinisches Zeichen aus zwei oder mehr der folgenden Gruppen festgestellt werden:
  Sensibilität
  Vasomotorik
  Sudomotorik/Ödeme
  Motorik/Trophik

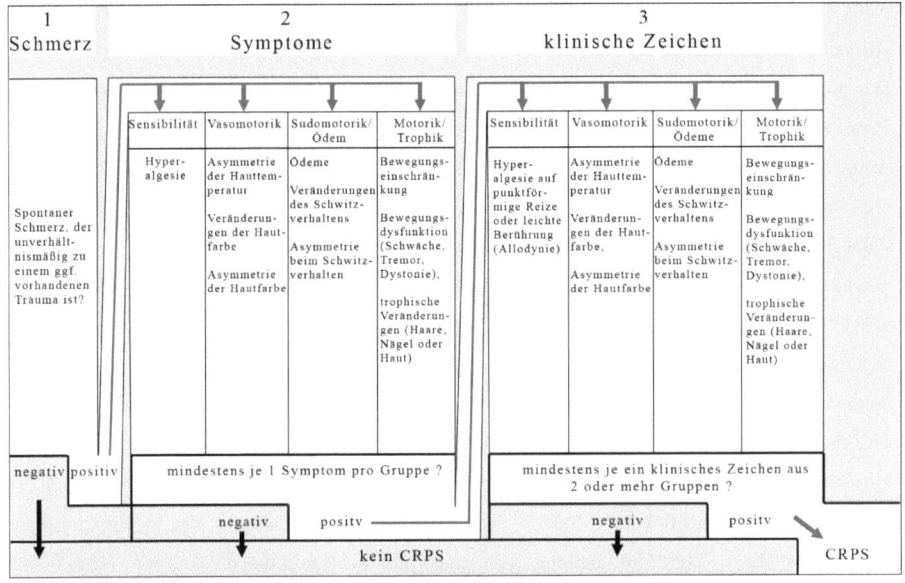

Abbildung 1-1:
Schema zur Diagnosestellung eines CRPS mit überarbeiteten Kriterien (nach Harden und Bruehl 2007): mindestens ein Symptom pro Gruppe und ein klinisches Zeichen aus zwei oder mehr der genannten Gruppen sollte festgestellt werden

Die Kriterien in dieser Form sind auf hohe Spezifität ausgelegt, wie sie für die Auswahl von Patienten für klinische Studien vorteilhaft ist. Für den klinischen Alltag ist die Sensitivität höher zu bewerten, der Vorschlag der Expertengruppe liefert hierfür eine klinische Version der Kriterien, bei der lediglich 3 von 4 der Symptomkategorien und 2 von 4 klinischen Zeichen positiv bewertet werden müssen, um die Diagnose zu stellen (Harden und Bruehl 2007).

Die Unterscheidung zwischen Typ I und Typ II erfolgt auf Grund des Vorliegens einer Läsion eines größeren Nerven (Typ II), das bei Typ I fehlt; klinisch unterscheiden sich die Subtypen nicht. Der historischen Entwicklung nach entspricht der Typ I der sympathischen Reflexdystrophie, der Typ II dem Krankheitsbild der Kausalgie (Stanton-Hicks et al. 1995).

1.2.2 Das autonome Nervensystem

Neben dem bewusst beeinflussbaren Teil des Nervensystems verfügt der Körper über das sogenannte „autonome" bzw. „vegetative" Nervensystem. Die Funktion besteht in der Anpassung und Abstimmung der Prozesse in den einzelnen Organen des Körpers bei äußeren Belastungen zur Aufrechterhaltung der inneren Homöostase. Vom Gehirn ausgehend werden efferent glatte Muskelzellen der Blutgefäße, aller Organe, das Myokard und die Drüsen des Körpers innerviert. Afferenzen aus dem viszeralen Bereich dienen der Rückmeldung. Ihre Informationen erreichen nicht das Bewusstsein und dienen vorwiegend der reflektorischen Steuerung der inneren Organe (Birbauer und Schmidt 2005).

Das autonome Nervensystem ist unterteilt in zwei verschiedene Teile: den Sympathikus und den Parasympathikus. An von beiden Systemen innervierten Organen sind die jeweiligen Effekte weitgehend antagonistisch ausgeprägt: Der Sympathikus bewirkt eine energiebereitstellende und abbauende Stoffwechselsituation, wie sie in Stresssituationen sinnvoll ist, wohingegen der Parasympathikus der Energiespeicherung und Erholung dient. Beide Systeme haben jeweils einen gewissen Grundtonus und der Status eines Effektororgans ist stets ein Produkt beider Systeme. Der scheinbare Antagonismus beider Systeme versteht sich im Zusammenspiel als funktioneller Synergismus (Trepel 2004).

Neuroanatomisch sind die Endstrecken der efferenten Systeme aus zwei Neuronen aufgebaut, deren Umschaltung in einem Ganglion stattfindet. Das primäre (präganglionäre) Neuron liegt im Hirnstamm oder Rückenmark, das sekundäre (postganglionäre) Neuron befindet sich im Grenzstrang (Sympathikus) oder in unmittelbarer Nähe des Effektororgans (Parasympathikus). Die Umschaltung von prä- auf postganglionäre Neurone erfolgt über nikotinerge Synapsen mit dem Neurotransmitter Acetylcholin. Postganglionär findet sich im Falle des Sympathikus Noradrenalin, im Falle des Parasympathikus Acetylcholin als Transmitter (van der Zypen 1977).

1.2.2.1 Sympathikus

Die präganglionären Neuronen des Sympathikus befinden sich auf Höhe der Brust- und oberen Lendenwirbelkörper im Rückenmark (Th1-L2). Von dort ziehen dünne myelinisierte Axone über die Vorderwurzeln zu den Ganglien (Abbildung 1-2). Der Großteil der Ganglien liegt als so genannter Grenzstrang paarig angelegt ventrolateral der Wirbelsäule, weitere unpaarig angelegte Ganglien liegen zusätzlich im Versorgungsbereich des Abdomens und des Beckens. Im Bereich des Grenzstranges existieren Verbindungen zwischen den Ganglien einer Seite, hier laufen Axone, die Synapsen mit postganglionären Neuronen bilden, die sich auf einer anderen Höhe befinden als der Austritt der präganglionären Axone.

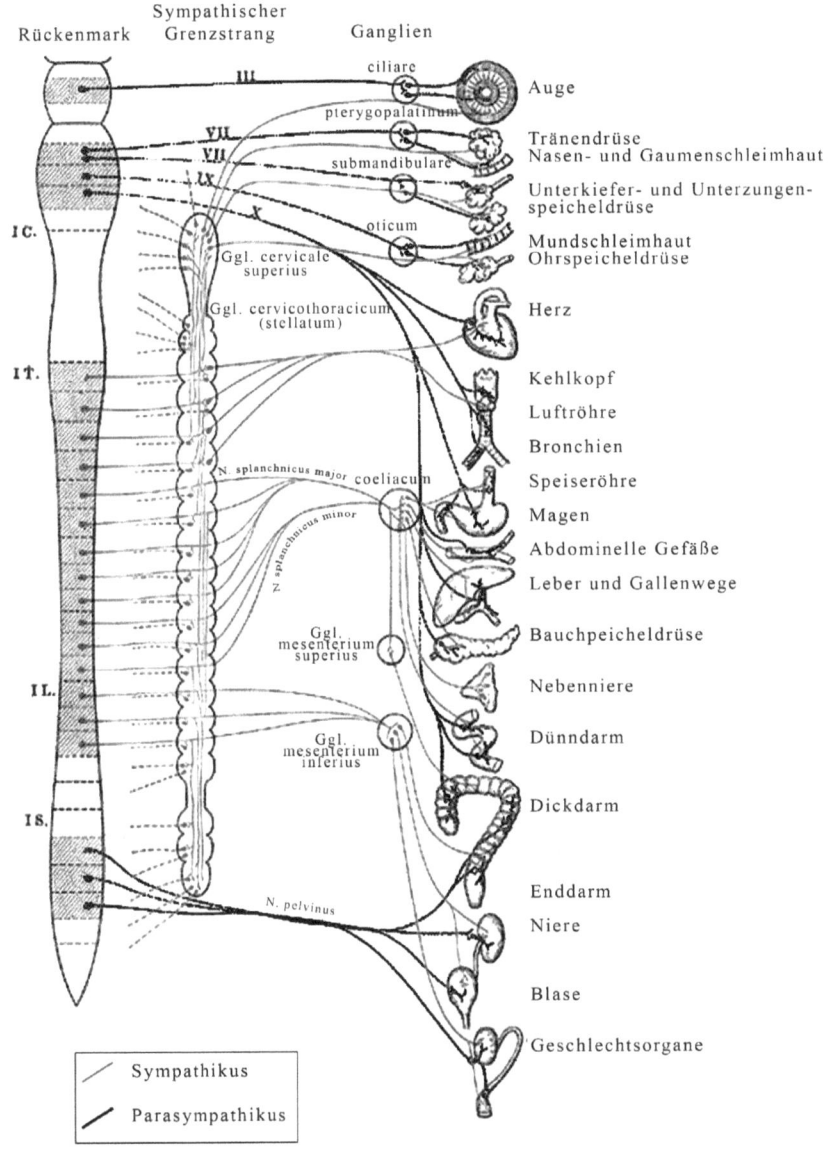

Abbildung 1-2:
Autonomes Nervensystem (modifiziert aus Gray 1918) und Beeinflussung der Organe nach Segmenten aufgeteilt sowie Darstellung der Kerngebiete auf Höhe des Rückenmarks

Ein präganglionäres Neuron besitzt Synapsen mit vielen postganglionären Neuronen, es entsteht hierdurch eine starke Divergenz des Signals (Trepel 2004). Querverbindungen zwischen den Grenzsträngen der beiden Seiten gelten im lumbalen Bereich als gesichert (Simeone 1977), zusätzlich geben klinische Beobachtungen Hinweise auf ähnliche Verbindungen im thorakalen Bereich, diese könnten jedoch auch auf spinaler Ebene liegen (Valley et al. 1995, Gofeld und Faclier 2006).

Im Bereich des Kopfes befinden sich keine Austritte sympathischer Axone, die sympathische Innervation tritt im Brustwirbelbereich aus, wird im obersten Ganglion des Grenzstrangs (Ganglion cervicale superius) umgeschaltet und zieht als postganglionäres Axon in sein Innervationsgebiet.

Zielstrukturen der Nervenfasern sind Organe und Drüsen des Körpers (Augen, Herzmuskelfasern, Fettzellen, Leberzellen, Nierentubuli, Schweiß-, Speichel-, Verdauungsdrüsen) sowie die glatten Muskelzellen in den Gefäßwänden. Über jeweils unterschiedliche Rezeptorkonfigurationen werden an den Organen unterschiedliche Effekte ausgelöst. Etwa bei Gefäßen kann durch eine generelle Aktivierung des Sympathikus je nach Versorgungsgebiet sowohl eine Konstriktion (z.B. Haut) oder eine Dilatation (z.B. Koronarien, Skelettmuskel) bewirkt werden (Trepel 2004).

Neurophysiologisch ist der Transmitter beim präganglionären Neuron Acetylcholin, postganglionär Noradrenalin. Eine Ausnahme bildet die Innervation der Schweißdrüsen: hier findet sich auch postganglionär Acetylcholin.

Eine Sonderstellung im Sympathikus nimmt das Nebennierenmark ein, es handelt sich hierbei um eine endokrine Drüse, die direkt von präganglionären Axonen innerviert wird und aufgrund ihrer Entwicklungsgeschichte als modifiziertes sympathisches Ganglion angesehen werden kann (Fleischhauer und Groscurth 1994). Bei Aktivierung setzt sie eine Mischung aus 80% Adrenalin und 20% Noradrenalin in die Blutbahn frei. Diese zirkulierenden Katecholamine wirken zusätzlich auf die Effektororgane des Sympathikus (Trepel 2004).

1.2.2.2 Parasympathikus

Die parasympathische Innervation geht von Hirnstamm und Sakralmark (S2-S4) aus und läuft gebündelt als präganglionäre Axone zu organnah liegenden Verschaltungspunkten. Zur Bildung von makroskopisch sichtbaren Ganglien kommt es nur im Kopfbereich, die Umschaltung erfolgt andernorts in den Wänden der innervierten Organe. Der Parasympathikus innerviert die glatte Muskulatur des Magen-Darm-Traktes, der Ausscheidungsorgane, der Sexualorgane und der Lunge sowie die Vorhöfe des Herzens, die Tränen- und Speicheldrüsen sowie die Augen. Gefäße unterliegen dagegen nur in Ausnahmefällen wie bei den Sexualorganen parasympathischer Kontrolle. Neurophysiologisch findet sich als Transmitter prä- und postganglionär Acetylcholin.

2 Material und Methoden

2.1 Studienaufbau

Die Studie wurde als retrospektive Analyse durchgeführt. Zur Evaluation des Therapieerfolgs wurden Daten zu Schmerz und Begleitsymptomatik an drei Zeitpunkten erhoben:

Zeitpunkt 1: Bei Aufnahme im Krankenhaus
Zeitpunkt 2: Bei Entlassung nach Therapie
Zeitpunkt 3: Zum Zeitpunkt des Follow-Up

Durch den Vergleich der Werte war der kurzfristige Effekt (Zeitpunkt 1 zu 2) als auch der langfristige Effekt (Zeitpunkt 1 zu 3) darstellbar. Der Aufbau ist schematisch gezeigt in Abbildung 2-1.

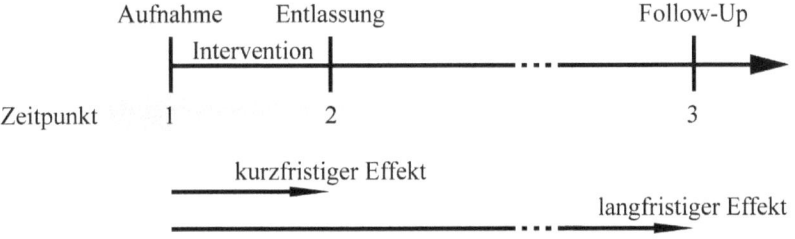

Abbildung 2-1: Studienaufbau der vorliegenden Untersuchung

Zum Zeitpunkt 3 kam der für die Untersuchung entwickelte Bogen 2 im Rahmen einer ausschließlich für diese Studie durchgeführten telefonischen Befragung zum Einsatz (siehe Anhang 9.2).

2.2 CRPS

2.2.1 Historischer Hintergrund

Die komplexen regionalen Schmerzsyndrome (complex regional pain syndrome, CRPS) wurden als Begriff auf einer 1993 zu diesem Zweck abgehaltenen Konferenz durch die *International Association for the Study of Pain* (IASP) aus der Taufe gehoben, um einer intensiven wissenschaftlichen Debatte über eine Gruppe pathologischer Zustände, die bis dahin unklar definiert gewesen waren, eine einheitliche Terminologie zu geben. Der Begriff „CRPS" wurde bewusst rein deskriptiv gestaltet und umfasst lediglich einen Symptomenkomplex ohne Hinweis auf eine bestimmte Pathophysiologie. Die Unterteilung in die Typen I und II bezieht sich ausschließlich auf das zusätzliche Vorliegen einer peripheren Nervenläsion beim Typ II, während beim Typ I von einer traumatischen Läsion ohne Beteiligung eines größeren Nerven ausgegangen wird.

Silas Weir Mitchell (1829-1914) beobachtete im amerikanischen Bürgerkrieg unverhältnismäßig lang anhaltende und als brennend beschriebene Schmerzen bei Soldaten mit Nervenläsionen nach Schussverletzung. Nach den griechischen Worten „kausos" (Hitze) und „algos" (Schmerz) benannte er die Erkrankung 1864 „Kausalgie" (Mitchell et al. 1864).

Im Jahr 1900 wurde erstmals von Paul Hermann Martin Sudeck (1866-1945) die „entzündliche Knochenatrophie" beschrieben und von ihm zeitlebens weiter erforscht. Mittels Röntgentechnik entdeckte der deutsche Arzt eine neuartige und sich ungewöhnlich schnell entwickelnde Ausdünnung der Knochensubstanz bei Patienten, die im betroffenen Bereich einer Extremität klassische Entzündungszeichen aufwiesen. Die Patienten berichteten über Bagatellverletzungen im Vorfeld. Die Entzündung war nach Ansicht Sudecks der Ausgangspunkt des gesamten Krankheitsbildes. Er ging davon aus, dass nach Infektionen oder Traumata von nekrotischen körpereigenen Zellen ein „entzündliches Agens" freigesetzt werde, das zum Vollbild der Krankheit führe. Dieser geheimnisvolle Entzündungsmediator wurde von Sudeck trotz intensiver Bemühungen zeitlebens nicht mehr entschleiert (Sudeck 1900a, 1900b, 1901/02, 1938). Die Hypothese einer entzündlichen Genese hat bis heute Bestand und wird durch neue Forschungsergebnisse weiter untermauert (van der Laan und Goris 1997).

Die Symptome von an Kausalgie Erkrankten erinnerten 1916 den französischen Gefäßchirurgen René Leriche (1879-1955) an die Symptomatik bei ischämischen Gliedmaßen. Von der hier wirksamen Sympathektomie ausgehend entfernte er bei Kausalgiepatienten die sympathischen Nervengeflechte an den Arterien der betroffenen Gliedmaßen. Den schmerzlindernden Effekt dieser Operation deutete er als Zeichen einer ursächlichen Beteiligung des sympathischen Nervensystems (Leriche 1916).

J. A. Evans prägte 1946 den Begriff der „sympathischen Reflexdystrophie" (RSD, reflex sympathetic dystrophy), da er von einem traumatisch gebahnten zentralnervösen Reflexbogen ausging, der eine Stimulation der sympathischen Aktivität zur Folge hatte, die wiederum die peripheren Symptome auslöste (Evans 1946). Unabhängig von der Beteiligung des Sympathikus wird in der Arbeit die für die damalige Zeit beachtliche Hypothese aufgestellt, dass es zu Veränderungen im Zentralnervensystem durch periphere Prozesse kommt. Dass es auch umgekehrt passieren kann, zeigten Berichte über das Auftreten eines CRPS nach Schlaganfällen (Gellmann et al. 1992).

Bis heute wird das Sympathische Nervensystem als unterhaltend für das CRPS angesehen; ein sympathisch unterhaltener Schmerz nach der Definition von William J. Roberts von 1986 (Roberts 1986) ist jedoch keine zwingende Bedingung für die Diagnose eines CRPS nach den Kriterien von 1995 (Stanton-Hicks et al. 1995).

Der Erfolg der Bemühungen um eine einheitliche Terminologie ist bisher zweifelhaft, zwischen 1995 und 1999 erschienene Veröffentlichungen halten an den alten Begriffen „Reflexdystrophie" und „Kausalgie" fest, auch zwischen 2000 und 2004 wurde der Begriff CRPS lediglich in 40% der relevanten Veröffentlichungen gebraucht (Alvarez-Lario et al. 2001, Jänig 2005).

2.2.2 Diagnose und Symptomatik

Das klinische Bild des CRPS ist von der Trias aus sensiblen, motorischen und autonomen Symptomen geprägt; was psychische Symptome im Verlauf der Krankheit betrifft, ist deren Bedeutung und Genese umstritten. Die Spanne reicht von einer ursächlichen Rolle (Ochoa und Verdugo 1995) bis zur Ansicht, psychische Symptome seien nicht häufiger als bei anderen Patienten und träten sekundär auf, da ein CRPS mit entscheidenden Einschränkungen für das tägliche Leben einherginge und sich so auf das seelische Befinden auswirken könne (Galer et al. 2001).

Das Krankheitsbild wird heterogen beschrieben; so haben die Zahlen zur Häufigkeit einzelner Symptome eine recht große Spannbreite. Ältere Studien gehen zudem von anderen Diagnosekriterien aus.

Das größte nach einheitlichen Kriterien untersuchte Patientenkollektiv umfasste 829 Patienten mit Sympathischer Reflexdystrophie. Die Gesamtsymptomatik zeigte sich unterschiedlich ausgeprägt und unterlag zusätzlich zeitlichen Variationen. Ein bestimmtes konsekutives Muster, das eine Prognose über den individuellen Verlauf erlauben würde, ließ sich nicht erkennen (Veldman et al. 1993).

Bei Sudecks Beobachtungen war ein Verlauf in Phasen beschrieben worden, wobei sich nach seiner Beschreibung an eine 3-6 Monate andauernde akute entzündliche Phase eine dystrophe Phase anschließt, die dann in eine chronische übergeht (Sudeck 1938). Die Ansicht, ein CRPS würde ohne Therapie nacheinander diese drei Phasen durchlaufen, um dann in der chronischen und dazu irreversiblen Phase zu enden, setzte sich in der Literatur überwiegend durch (DeTakats 1937, Bonica 1953), ohne dass dazu verlässliche Studien durchgeführt worden wären. Eine prospektive Studie von 1993 konnte keinen klassischen Verlauf zeigen (Veldman et al. 1993). Im Jahr 2002 wurde eine Studie veröffentlicht, die Cluster-Analysen einsetzte und ebenfalls keinen signifikanten Zusammenhang zwischen einer bestimmten Konstellation von Symptomen und der Dauer der Erkrankung zeigen konnte. Vielmehr deutete sich an, dass es 3 verschiedene Subtypen des CRPS gibt (Bruehl et al. 2002). Die beobachteten Subtypen stellen sich wie folgt dar: Zwei der drei beobachteten Typen verlaufen recht milde und unterscheiden sich durch die im Vordergrund stehenden Symptome (vasomotorische Dysfunktion beim einen, neuropathischer Schmerz und Sensibilitätsstörungen beim anderen). Der dritte Typ zeigt stark ausgeprägte Symptome aus allen

Bereichen und entspricht am ehesten dem Vollbild eines „klassischen" CRPS in fortgeschrittenem Stadium mit der geringsten Krankheitsdauer insgesamt (Bruehl et al. 2002).

Zur Häufigkeitsverteilung der Subtypen und generellen Verlaufstendenzen gibt es sehr unterschiedliche Untersuchungsergebnisse (siehe auch 2.2.3). Eine neuere, qualitativ hochwertige Studie aus den Niederlanden kam zu dem Schluss, dass schwere Verläufe zwar mit 31% nicht den Regelfall darstellen, es zeigte sich aber auch, dass nach durchschnittlich 5,8 Jahren die Diagnosekriterien durch 64% der Patienten weiterhin erfüllt wurden (de Mos et al. 2009).

Unabhängig von den möglichen Ursachen und dem zeitlichen Verlauf gibt es beim CRPS den Zustand eines irreversiblen Funktionsverlustes der Extremität, der eine deutliche Einschränkung der Lebensqualität bedeutet und einer Lähmung sehr nahe kommt (Baron et al. 2002b).

Bereits vor Eintreten eines solchen Zustandes kann es zu einem als „Neglect-like syndrome" beschriebenen Symptomkomplex kommen. Dieser zeichnet sich durch gestörte Propriozeption, eingeschränkte motorische Funktion und ein Gefühl der Fremdheit gegenüber dem betroffenen Körperteil aus (Galer et al. 1995, Galer und Jensen 1999).

2.2.2.1 Schmerz und Sensibilität

Schmerzen stehen oftmals im Vordergrund der Symptomatik und werden aus der Gruppe der somatosensorischen Symptome am häufigsten geschildert. Sie lassen sich unterteilen in spontane (Ruheschmerz) und evozierbare Schmerzen. Der Großteil der Patienten klagt über beide Arten. Definitionsgemäß ist das Ausmaß der Schmerzen unverhältnismäßig groß zum auslösenden Ereignis.

Der Spontanschmerz wird überwiegend in der Tiefe der betroffenen Extremität angegeben und orientiert sich nicht am Versorgungsgebiet eines bestimmten Nerven (Baron 2001). Der Charakter wird als brennend, ziehend und stechend beschrieben (Köck et al. 2003, Maihöfner und Birklein 2007). Eine Hyperalgesie (leichte Schmerzreize werden als extrem schmerzhaft empfunden) kann durch verschiedene Provokationen ausgelöst werden: Bewegung und/oder Herabhängen lassen der Extremität (orthostatische Komponente) sind die häufigsten Auslöser. Ist kein Ruheschmerz vorhanden, lassen sich die Schmerzen bei einigen Patienten durch diese Provokation auslösen (Köck et al. 2003, Maihöfner und Birklein 2007). Zu den beeinflussenden Faktoren zählen auch körperliche Belastung oder Aufregung (Maihöfner und Birklein 2007). Auch klagen Patienten häufig über druckschmerzhafte Gelenke (Stanton-Hicks et al. 1995).

Beim Symptom Allodynie sind Reize, die weit unter der Reizschwelle der Nozizeptoren liegen, für Patienten äußerst schmerzhaft, so kann die bloße Berührung der Haut durch Kleidung Schmerz auslösen. Außer einer solchen mechanischen Allodynie wird seltener auch eine Vibrationsallodynie sowie eine thermische Variante beschrieben (Wahren und Torebjörk 1992). Forschungsergebnisse deuten darauf hin, dass es sich bei diesem Phänomen um eine sekundär veränderte zentrale

Verarbeitung handelt: die Reize werden von nicht-nozizeptiven Afferenzen übermittelt, aber als Schmerz empfunden (Gracely et al. 1992). Allerdings können auch primäre Veränderungen wie die Sensibilisierung von Nozizeptoren direkt im betroffenen Areal zu Änderungen der Schmerzschwelle (Hyperalgesie) führen.

Neben einer solchen Überempfindlichkeit kann die Schmerzschwelle auch in einzelnen Fällen erhöht sein. Bei dieser sogenannten Hyperpathie wird Schmerz erst bei stärkeren Reizen empfunden, dann allerdings übermäßig stark (Veldman et al. 1993).

Die Definition der Erkrankung als Schmerzsyndrom schließt Symptomatiken aus, bei denen Schmerzen nicht beschrieben werden. Dies wird von einigen Autoren kritisiert, da die Diagnose nicht gestellt werden kann, wenn alle Symptome dafür sprechen, Schmerzen aber fehlen (van der Laan 1997).

Neben Schmerzen sind auch weitere somatosensorische Symptome häufig bei CRPS-Patienten: Missempfindungen und Taubheitsgefühle treten auf, ein an einen hemisensorischen Neglect erinnernde Fremdheit der eigenen Extremität kommt seltener vor. Die Ausdehnung solcher Defizite wird oft als handschuh- bzw. strumpfförmig beschrieben (Birklein et al. 2000b). Trotz der Seltenheit eines vollen „Neglect like syndrome" ist dies durchaus von Bedeutung, denn leichte Formen scheinen häufig zu sein. So können Patienten Bewegungen oft nur unter visueller Kontrolle und großer Konzentration durchführen (Baron et al. 2002b). Eine Studie befasste sich intensiv mit den Wechselwirkungen von Schmerz, gestörter Körperwahrnehmung und ZNS-Plastizität (Lewis 2007). Weitere Hinweise sind Empfindungen, die an völlig anderer Stelle angegeben werden, als die Stimulation erfolgt ist (z.B. Empfindungen in der Hand bei Berühren des Gesichts) und das Auftreten von Nervenverletzungssymptomen an der kontralateralen, unverletzten Seite (Oaklander und Brown 2004, McCabe et al. 2003).

Studien, die mittels Kernspintomografie die zur betroffenen Extremität zugehörigen Kortexareale untersuchten, haben eine deutliche Verkleinerung der repräsentativen Regionen ergeben, die bei erfolgreicher Therapie allerdings reversibel ist (Maihöfner et al. 2003, 2004, Pleger et al. 2004, 2005).

Sowohl Schmerzen als auch sensible Defizite können sich mit der Zeit ausbreiten, zunächst eher weiter nach distal der Stelle des initialen Traumas und im weiteren Verlauf nach proximal; so wird nach distaler Radiusfraktur zunächst die gesamte Hand erfasst, später kann aber auch Ellenbogengelenk oder gar die Schulter funktionsunfähig werden (Baron et al. 2002b). Hierbei muss unterschieden werden, ob sich die gesamte Symptomatik ausbreitet, oder ob nur Schmerzen in funktional zugehörigen Bereichen auftreten. Sollte letzteres der Fall sein, kann es sich um sekundäre Veränderungen wie etwa Verspannungen als Folge einer unphysiologischen Schonhaltung handeln (Galer et al. 2001).

Schmerzen beim CRPS können außerdem mit der Aktivität des sympathischen Nervensystems in Zusammenhang stehen, auf diese besondere Pathologie wird später ausführlich eingegangen. (siehe 2.2.4.4)

Die Symptomhäufigkeit beträgt für Schmerz 92% der Fälle, Hypästhesie wird in 69%, Hyperpathie in 75% der Fälle angegeben (Veldman et al. 1993).

2.2.2.2 Autonome Symptome

Symptome, die mit dem sympathischen Nervensystem assoziiert sind, treten sehr häufig beim CRPS auf (Veldman et al. 1993). Die autonomen Symptome korrelieren mit Funktionen des sympathischen Nervensystems bezüglich der Hautdurchblutung und der Innervation der Schweißdrüsen. Diese Pathologien sind nicht mit sympathisch-unterhaltenem Schmerz gleichzusetzen und auch bei weitem nicht so strittig.

Zu Beginn der Erkrankung ist das betroffene Areal häufig im Vergleich zur Gegenseite überwärmt und gerötet, die sympathisch vermittelte Vasokonstriktion scheint zu fehlen (Wasner und Baron 2005). Im Verlauf verkehrt sich dies oft ins Gegenteil, Folge ist eine kalte und bläulich-livide verfärbte Extremität. Die Dauer, die ein solcher Symptomwechsel benötigt, ist variabel (Veldman et al. 1993). In seltenen Fällen geht die Tendenz von Beginn an zu einer verminderten Durchblutung, was nach Meinung der Autoren prognostisch ungünstig ist (Veldman et al. 1996).

Häufig kommt es zu Beginn der Erkrankung zu einem ausgedehnten Ödem von Haut und Subkutis, das in seinem Ausmaß durch Bewegung und Lagerung der Extremität beeinflussbar ist (Köck et al. 2003, Maihöfner und Birklein 2007).

Die Sudomotorik kann in jeglicher Weise verändert sein: sowohl übermäßiges als auch vermindertes Schwitzen wird beobachtet (Köck et al. 2003, Maihöfner und Birklein 2007). Eine Korrelation mit einer veränderten Vasomotorik ist nicht zwingend. Es wird angenommen, dass möglicherweise eine Störung der zentralen Thermoregulation vorliegt (Wasner et al. 2003a, Baron et al.1999, Birklein et al. 1999).

Die Häufigkeiten bei autonomen Symptomen betragen für Ödeme 86%, Veränderung der Hautfarbe bzw. Temperaturunterschiede treten bei 97% und Hyperhidrose bei 57% der Patienten auf (Veldman et al. 1993).

2.2.2.3 Motorik

Nahezu alle CRPS Patienten haben Störungen der Motorik. Der Bewegungsumfang ist zunächst durch Schmerz und Ödem stark eingeschränkt, später entwickeln sich unter Umständen irreversible Kontrakturen und Fibrosen (Maihöfner und Birklein 2007).

Neben der Kraftminderung (Köck et al. 2003, Maihöfner und Birklein 2007) klagt die Hälfte der Patienten über eine gestörte Muskelkoordination, die so stark ausgeprägt sein kann, dass

Bewegungen nur unter hoher Konzentration und gleichzeitiger visueller Kontrolle ausgeführt werden können. Unwillkürliche Bewegungen wie das Fallenlassen von Gegenständen oder Stolpern beim Gehen werden häufig geschildert (Köck et al. 2003, Maihöfner und Birklein 2007). Ein verstärkter Tremor kann neben Myoklonien und Dystonien v.a. beim CRPS Typ II beobachtet werden (Maihöfner und Birklein 2007).

Paresen treten mit 98% als häufigstes motorisches Symptom auf, es folgen Tremor mit 54% und Muskelatrophie in 40% der Fälle (Veldman et al. 1993)

2.2.2.4 Trophik

In der akuten Phase lassen sich teilweise eindrucksvolle Störungen der Hautanhangsgebilde beobachten. Das Wachstum von Haaren und Nägeln kann sowohl vermindert als auch verstärkt sein (Veldman et al. 1993, Birklein et al. 2000b).

Bei längerer Erkrankungsdauer treten weitere trophische Veränderungen in Erscheinung, die alle Gewebeschichten der erkrankten Extremität betreffen. Die Haut kann eine wachsartige Struktur entwickeln, trocken und rissig werden. Die Muskulatur wird zunehmend atrophisch, es treten Fibrosierungen und Kontrakturen auf, und die betroffenen Gelenke versteifen (Veldman et al. 1993, Birklein et al. 2000b). An Knochen tritt eine flächige Osteoporose mit charakteristischen fleckförmigen Entkalkungen im Bereich der Gelenke im Röntgenbild auf (Sudeck 1901/02, Schott 1999).

In der von Veldman et al. durchgeführten Studie traten im Verlauf der Erkrankung bei 38% der Patienten Hautatrophie auf, 15% litten unter Nagelatrophie (Veldman et al. 1993).

2.2.2.5 Psyche

Der Eindruck, CRPS-Patienten würden überdurchschnittlich häufig psychische Veränderungen zeigen, täuscht, da Studien gezeigt haben, dass diese als Folge des CRPS entstehen (Lynch 1992). Psychische Erkrankungen wie Depression und Angststörungen haben eine höhere Inzidenz als in der normalen Bevölkerung (Twillmann 2007). Dies ist jedoch auf die andauernden Schmerzen und die generelle Beeinträchtigung zurückzuführen, es zeigten sich keine Unterschiede gegenüber anderen chronischen Schmerzerkrankungen (Monti et al. 1998). Die emotionale Verarbeitung chronischer Schmerzen ist problematisch, kommen noch die funktionellen Einschränkungen hinzu, ist die Bewältigung oft nicht ohne professionelle Hilfe möglich (Galer et al. 2001). Diese treten besonders bei längeren Verläufen und Rezidiven auf und können den Verlauf zusätzlich negativ beeinflussen (Bruehl und Chung 2006).

2.2.3 Epidemiologie

Die Studienlage zu Häufigkeit und Verteilung von CRPS-Fällen in einer normalen Bevölkerung ist sehr unbefriedigend. Die meisten Zahlen stammen aus wenig repräsentativen Populationen oder werden als Nebenprodukt von klinischen Studien an spezialisierten Kliniken erhoben, wodurch eine starke Selektion auftritt. Es existieren zurzeit nur zwei bevölkerungsbasierte Studien von 2003 und 2007, die zu teils sehr unterschiedlichen Ergebnissen kommen, dargestellt in Tabelle 2-1 (Sandroni et al. 2003, de Mos et al. 2007).

	Olmsted County (Sandroni et al. 2003)	Niederlande (De Mos et al. 2007)
Inzidenz /100.000 Patientenjahre	5,46	26,2
Verhältnis obere zu unterer Extremität	2 zu 1	1,5 zu 1
Mittleres Alter bei Diagnose	46	52
Verhältnis weiblich zu männlich	4 : 1	3 : 1

Tabelle 2-1: Charakteristika der Patientenkollektive in bevölkerungsbasierten Studien
(aus Sandroni et al. 2003, De Mos et al. 2007)

Eine Übersicht der bisherigen epidemiologischen Erhebungen kommt zu dem Ergebnis, dass weitere besser konzipierte Studien dringend nötig sind, um eine breitere Basis für die zukünftige Grundlagenforschung zu bilden (Wilson und Bogduk 2005).

2.2.4 Hypothesen zur Pathophysiologie

Bis zum heutigen Tag gibt es kein schlüssiges Gesamtkonzept bezüglich der Entstehung eines CRPS. Rowbotham schrieb 2006 *"No other chronic pain syndrome is as shrouded in confusion and controversy - to the detriment of efforts to rigorously define an evidence-based treatment strategy."* („Kein anderes chronisches Schmerzsyndrom sorgt für mehr Verwirrung und Kontroversen, was zuweilen der Entwicklung eines Evidenz-basierten Therapiekonzepts im Wege steht.") (Rowbotham 2006).

Obwohl für bestimmte Symptome unterschiedliche Erklärungen geboten werden, können diese als gemeinsame Endprodukte verschiedener Mechanismen gesehen werden, die durch Interaktionen entstehen.

Wie eingangs beschrieben verdeutlicht sich zunehmend, dass eine einzige Hypothese zur Pathophysiologie die Formen des CRPS nicht alleine erklären kann (Galer et al. 2001), daher sind die im Folgenden beschriebenen Ansätze nicht als sich gegenseitig grundsätzlich ausschließende Theorien zu verstehen.

Nach der Definition für neuropathischen Schmerz kann die Ursache für diese Schmerzen in nervösen Strukturen sowohl im peripheren als auch im zentralen Nervensystem liegen. Das CRPS ist eine Erkrankung mit Symptomen, die nur durch Pathologien in beiden Bereichen erklärt werden können (Jänig und Baron 2001).

2.2.4.1 Hypothese der entzündlichen Genese

Die lokalen Symptome des akuten CRPS lassen sich mit den Worten rubor, calor, dolor, tumor und functio laesa - also den klassischen Entzündungszeichen - beschreiben. Die Erkrankung auf eine entzündliche Genese zurückzuführen erscheint daher einleuchtend. Eine Entzündung ist als solches jedoch noch kein pathologischer Vorgang, sondern vielmehr Teil des normalen Heilungsprozesses. Wie erklärt man also den Übergang einer normalen Entzündung zu einem Syndrom, das in einer manifesten Behinderung enden kann? Sudeck hat als erster eine Theorie formuliert, in der von einem körpereigenen Agens die Rede ist, das die Entzündung pathologischerweise aufrecht erhält (Sudeck 1900a, 1900b, 1901/02, 1938). Die Fachwelt war hingegen davon überzeugt, dass eine Hyperaktivität des sympathischen Nervensystems Ursache der Erkrankung sei. Mit der Zeit konnten weitere Belege für entzündliche Vorgänge in von CRPS betroffenen Geweben gefunden werden, dabei spielt der Begriff der „neurogenen Entzündung" eine bedeutende Rolle (van der Laan und Goris 1997, Weber et al. 2001).

Die neurogene Entzündung (Abbildung 2-22) wird durch Freisetzung von Transmittersubstanzen aus den Nervenendigungen nozizeptiver Neurone nach deren Stimulation ausgelöst. Substanz P und CGRP (Calcitonin Gene-related Peptide) bewirken eine Vasodilatation sowie eine Erhöhung der Gefäßpermeabilität, wodurch es zu Ödem und Überwärmung im Bereich der gereizten Nervenendigung und ihrer Kollateralen kommt (Axon-Reflex). In entzündeten Bereichen kommt es sekundär zur Freisetzung von Mediatoren, die unter anderem zu einer Sensibilisierung von Nozizeptoren führen, wodurch die Hyperalgesie bei Entzündung erklärt wird (Sommer und Kress 2004). Dies wird teils direkt über aus den Nervenendigungen freigesetzte Mediatoren bewirkt, teils sind andere Zellen wie etwa Mastzellen beteiligt (Huygen et al. 2004). Zusätzlich wird der entsprechende Reiz auf spinaler Ebene auch auf ursprünglich nicht gereizte Nervenfasern übergeleitet, so dass die entsprechende Reaktion auch in der Umgebung ausgelöst wird (Herbert und Holzer 2002).

Als Indiz für entzündliche Prozesse im Allgemeinen gelten Mehrbelegungen in der Knochenszintigraphie. Während der Untersuchung kommt es durch einen Hypermetabolismus zu einer vermehrten Tracer-Anreicherung im betroffenen Gewebe. Bei CRPS-Patienten kommt es während der akuten Phase zur Tracer-Anreicherung in der Nähe von Gelenken (Leitha et al. 1996). Während systemische Laborparameter wie das C-reaktive Protein (CRP) oder die Leukozytenzahl beim CRPS nicht erhöht sind, haben Studien über die Konzentrationen von Zytokinen (TNF-α, IL-6, IL-2) als Ausdruck einer lokalen Entzündung deutlich erhöhte Werte nachgewiesen (Schinkel 2006, Huygen 2002, Cuellar et al. 2004).

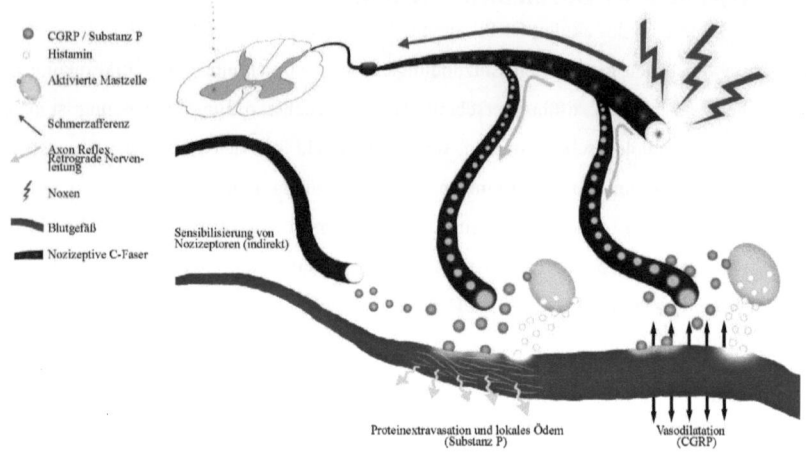

Abbildung 2-2:
Schematische Darstellung der peripheren Mechanismen im Konzept der neurogenen Entzündung: Als Reaktion auf einen schädigenden Einfluss (Noxen, „Blitze") bewirkt die nozizeptive C-Faser neben der Afferenz zum ZNS (dunkler Pfeil zum angedeutetes Rückenmark) über den Axon Reflex (helle Pfeile) eine Freisetzung von Mediatoren (graue Kugeln), die direkt und indirekt über Aktivierung von Mastzellen zu lokalem Ödem und Vasodilatation, sowie ebenfalls indirekt über Aktivierung von ortsständigen Zellen (nicht dargestellt) zur Sensibilisierung weiterer nozizeptiver Fasern führen.

Bei CRPS-Patienten war die Menge an CGRP nach neuronaler Stimulation im Vergleich zu Gesunden erhöht, wodurch auf eine plastische Veränderung der zentralen Schmerzverarbeitung in Folge einer vorangegangenen neurogenen Entzündung geschlossen wurde (Weber et al. 2001).

Eine Studie zur Wirkung von CGRP bei CRPS bestätigte die erhöhten CGRP-Serumwerte und ergab eine Korrelation von CGRP-Spiegel mit Nervenläsion und Hyperhidrose. Eine direkte Korrelation mit Schmerz und Hyperalgesie ließ sich nicht nachweisen, auch blieben diese Symptome erhalten, obwohl die CGRP-Spiegel im Verlauf der Behandlung gesenkt werden konnten (Birklein et al. 2001).

Verletzungen von nervalen Strukturen sind beim CRPS Typ II eindeutig nachweisbar, beim CRPS Typ I deuten die Ergebnisse einer Studie auf Verletzung von Nervenfasern mit kleinem Durchmesser (C- und Aδ-Fasern) hin (Oaklander et al. 2006). Verschiedene entzündliche Phänomene, die die Schmerzempfindung im Sinne einer Hyperalgesie beeinflussen können (Freisetzung von NGF und TNF-α (Sabsovich et al. 2008a, 2008b)), können durch eine solche Denervation ausgelöst werden (Wu et al. 2001, 2002, Junger und Sorkin 2000, Cuellar et al. 2004).

Die Entzündung führt zu einer gestörten Sauerstoffverwertung und zur Bildung von Sauerstoffradikalen, beides schädigt das Gewebe zusätzlich und aggraviert den Schmerz (van der Laan 1997, Eisenberg et al. 2008).

Die Hypothese der neurogenen Entzündung kann viele der CRPS-Symptome erklären, zwar kann auch sie bisher nicht erläutern, welche Umstände zur Entwicklung eines CRPS führen, sie leistet aber einen bedeutenden Beitrag auf dem Weg zum Verständnis der Gesamtpathophysiologie.

2.2.4.2 Hypothese zur immunologischen/autoimmunen Genese

Der jüngste unter den hier dargestellten Ansätzen zur Genese des CRPS beschäftigt sich mit der Möglichkeit, das CRPS als eine Erkrankung des Immunsystems zu interpretieren. Noch gibt es relativ wenige Studien zu diesem Thema, und die Ergebnisse sind teilweise kontrovers.

Während Expressionsmuster von Zytokinen 2001 keinen herausragenden Marker zeigten (van den Beek et al. 2001), fand man 2007 eine Verschiebung des Zytokinmusters hin zu einer entzündungsfördernden Konstellation (Üçeyler et al. 2007).

Eine Assoziation mit dem HLA (Human Leukocyte Antigen) DQ1 wurde in einigen RSD-Fällen gefunden (Kemler et al. 1999), bei Fällen mit Dystonie bei CRPS zeigte sich eine Korrelation mit HLA-DR13 (van Hilten 2000b).

Die Entdeckung von Autoantikörpern gegen neuronale Strukturen eröffnen weitere Forschungsfelder für die Zukunft. Eine Studie hat bei 60% der Untersuchten solche Autoantikörper entdeckt, und eine postinfektiöse Genese beispielsweise nach Campylobacter jejuni- und Parvovirus B-19-Infektion als Möglichkeit aufgezeigt (Blaes et al. 2007).

Die schon länger als therapeutisch wirksam bekannte Gabe von immunmodulierenden Medikamenten wie Kortison lässt sich sinnvoll in diese Theorie integrieren (Galer et al. 2001). Dazu gehören auch Berichte über Symptomlinderung nach der Gabe von Immunglobulinen (Arruda et al. 2000, Goebel et al. 2005).

2.2.4.3 Psychosozialer Ansatz

Die Ansichten über die Bedeutung psychischer Aspekte beim CRPS gehen stark auseinander. Die Vorstellung vom CRPS als psychogene Erkrankung wird seit jeher von einigen Autoren unterstützt, als Hauptargument wird das Fehlen einer nachweisbaren neurophysiologischen Störung angeführt (Ochoa und Verdugo 1995, Houdenhove 1992). Allerdings entsprechen die Untersuchungen hierzu nicht den wissenschaftlichen Standards der heutigen Zeit (Galer et al. 2001, Merskey 2005). Eine bereits 1992 durchgeführte Literaturdurchsicht zur Beurteilung der Bedeutung psychischer Faktoren konnte keine Hinweise auf ein besonderes psychologisches Profil von CRPS-Patienten entdecken (Lynch 1992), was durch verschiedene Studien bestätigt wurde (Ciccone et al.1997, Geertzen et al. 1998, van der Laan 1999).

Dass eine zusätzliche psychische Symptomatik im Verlauf der Erkrankung erheblichen Einfluss auf den Verlauf nehmen kann, ist unbestritten. Es gibt eine Theorie, nach der die bei Depression und

Angststörung oft erhöhten Katecholaminwerte die pathophysiologische Grundlage für die Aufrechterhaltung eines CRPS bilden (Harden et al. 2004, Bruehl und Carlson 1992).
Eine psychologische Therapie sollte Teil der Behandlung sein, besonders wenn die Erkrankung chronifiziert ist (Bruehl und Chung 2006).

2.2.4.4 Sympathische Beteiligung

Die Beteiligung des sympathischen Nervensystems am CRPS ist seit den erfolgreichen Therapiebemühungen von Leriche (Leriche 1916) Gegenstand der Forschung, wurde aber auch stets kontrovers diskutiert. Die Patienten zeigen Symptome, die Pathologien des sympathischen Nervensystems nahe legen und bieten damit auch einen möglichen Angriffspunkt für aussichtsreiche Therapien.

In der Vergangenheit wurde oft eine pathologisch erhöhte Aktivität des sympathischen Nervensystems propagiert, dies wurde jedoch durch zahlreiche Studien widerlegt (Harden et al. 1994, Kurvers et al. 1995, Birklein et al. 1998, Drummond et al. 1991). Die Forschung konzentriert sich mittlerweile auf veränderte Zustände an den Effektororganen und die Kopplung des sympathischen Nervensystems an Systeme, die unter physiologischen Bedingungen nicht seinem Einfluss unterliegen.

Einem Teil des Patientenkollektivs kann mit Interventionen am Sympathikus keine Beschwerdelinderung verschafft werden. Zur vollständigen Diagnose eines jeden CRPS-Patienten gehört jedoch in der Frühphase der Therapie eine diagnostische Blockade des Sympathikus (Raja et al. 1991, Arnèr 1991).

Bei der Betrachtung des sympathischen Nervensystems im Zusammenhang mit dem CRPS muss immer beachtet werden, auf welche Symptome Bezug genommen wird, so ist die Beteiligung des Sympathikus bei Vorgängen der Sudomotorik aus physiologischer Sicht unbestritten, bei der Vasomotorik unter bestimmten Bedingungen fraglich und bei den motorischen Symptomen noch unklar (van Hilten et al. 2005). Was die Schmerzempfindung angeht, handelt es sich um eines der intensivst diskutierten Themen überhaupt.

Schmerzen können durch diagnostische Blockaden am sympathischen Nervensystem als „sympathisch unterhalten" (engl: sympathetically maintained pain, SMP) oder „sympathikusunabhängig" (sympathetically independent pain, SIP) eingestuft werden, je nachdem, ob die Intervention zu einer Schmerzreduktion (SMP) führt oder auch nicht (SIP). Das Konzept des sympathisch unterhaltenen Schmerzes wurde von Roberts für die Krankheitsbilder Kausalgie und RSD entwickelt (Roberts 1986). In der Folge wurden bei anderen neuropathischen Krankheitsbildern Erfolge durch Sympathikusblockaden erzielt und der Begriff SMP um diese erweitert. Parallel dazu hat sich das Verständnis des SMP als Ursache verschiedener Krankheitsbilder hin zu einem Symptom entwickelt (Stanton-Hicks et al. 1995).

Es hat sich darüber hinaus gezeigt, dass sich SMP und SIP nicht gegenseitig vollständig ausschließen: Patienten sprechen unterschiedlich gut auf sympathische Blockaden an, so dass von einer Aufteilung des Schmerzes in SIP- und SMP-Komponenten ausgegangen werden muss, dieses Verhältnis wiederum unterliegt einer zeitlichen Entwicklung (Stanton-Hicks et al. 1995, Schattschneider et al. 2006, Maier 1995).

Die Schmerzart ist somit ein Symptom des CRPS, die etwaige sympathische Komponente ist jedoch keine zwingende Bedingung für die Diagnose, hier liegt ein bedeutender Unterschied zur alten Nomenklatur mit dem Krankheitsbild der „Sympathischen Reflexdystrophie" (Stanton-Hicks et al. 1995).

Da sich diese Arbeit mit Patienten mit SMP beschäftigt, soll hier auf die Theorie der sympathischen Beteiligung ausführlich eingegangen werden.

Das sympathische Nervensystem ist ausschließlich efferent ausgelegt und kann daher selbst keine Schmerzempfindung an das Zentrale Nervensystem (ZNS) melden (Wasner und Baron 1998). Ausgehend von der beobachteten Schmerzlinderung bei Blockade des Sympathikus entwickelte sich die Vorstellung einer pathologischen Kopplung zwischen sympathischem und somatosensorischem Nervensystem. Das sympathische Nervensystem wäre so in der Lage eine Schmerzempfindung auszulösen, ohne dass ein tatsächlicher Reiz vorliegen würde (Baron und Jänig 1998).

Die Schmerzempfindung kann über zentrale Mechanismen wiederum eine weitere Aktivierung des sympathischen Nervensystems bewirken, es bildet sich eine positive Rückkopplungsschleife aus (Baron und Jänig 1998).

Für die genaue Lokalisation der Verbindungsstelle im Körper und der damit verbundenen Ebene des Nervensystems gibt es wiederum verschiedene Hypothesen:

Periphere Mechanismen

Unter physiologischen Bedingungen sind die für Schmerzempfindung ausgelegten Nozizeptoren nicht empfänglich für den von sympathischen Fasern freigesetzten Neurotransmitter Noradrenalin (Kurvers et al. 1998, Jänig et al. 1996). Verschiedene Studien belegen die Plastizität der peripheren Rezeptoren bei Tier und Mensch (Michaelis und Jänig 1998, Bossut et al. 1996). Es wurde gezeigt, dass bei CRPS-Patienten nach Nervenläsionen Nozizeptoren für Noradrenalin sensibilisiert waren (Baron et al. 1999, Jänig et al. 1996, Ali et al. 2000).

Durch anschließende Blockade mit Phentolamin konnte der exprimierte Rezeptor als Alpha-Typ ermittelt werden (Ali et al. 2000). In Hautproben wurde in betroffenen Arealen eine erhöhte Anzahl von α_1-Rezeptoren gefunden (Drummond et al. 1996). Tierversuche, bei denen künstlich eine periphere Nervenverletzung erzeugt wurde, ergaben eine Hochregulation von α_2-Rezeptoren an

Nervenzellen im Spinalganglion (Shi et al. 2000). Derartige Veränderungen bilden die Basis für eine Noradrenalin-vermittelte Kopplung von Sympathikus und dem sensiblen Nervensystem.

Die CRPS-Patienten mit SMP berichteten über eine Schmerzempfindung durch eine dermale Injektion von Noradrenalin, ein Phänomen, das auch in Bereichen mit Neuromen an amputierten Gliedmaßen zu beobachten ist (Chabal et al. 1992). Für Patienten mit CRPS Typ II ist mit dem Vorhandensein einer Nervenläsion eine Quelle für Neurome vorhanden. Allerdings befanden sich unter den Patienten mit schmerzhafter Reaktion auf Noradrenalin auch Patienten mit CRPS Typ I (Ali et al. 2000). Ein aktueller Erklärungsansatz propagiert Nervenläsionen kleinster Nervenfasern als Ursache für das CRPS generell, ein Schaden auf dieser Ebene entgeht jedoch der gängigen Diagnostik (Oaklander und Fields 2009, Oaklander et al. 2006).

Als weiterer Anhaltspunkt für eine Kopplung werden die Ergebnisse einer Studie gedeutet, bei der die Reaktion auf physiologische Sympathikusaktivierung der Haut untersucht wurde. Es wurden Ganzkörperkühlanzüge benutzt, und die einsetzende periphere Vasokonstriktion führte zu Schmerzen bei SMP-Patienten. In diesem Experiment wurde außerdem bemerkt, dass die ausschließliche Aktivierung der sympathischen Fasern der Haut gegenüber Spontanschmerz als weniger schmerzhaft empfunden wurde. Die Autoren schlossen daraus, dass auch in tiefer liegenden Geweben wie Knochen, Muskeln und Gelenkkapseln pathologische Kopplungen zwischen dem sympathischen efferenten System und nozizeptiven Afferenzen vorliegen müssen (Baron et al. 2002a).

Über die Kopplungsmechanismen auf zellulärer Ebene werden mittlerweile verschiedene Theorien diskutiert, die eine direkte oder indirekte Kommunikation der sympathischen mit den afferenten Neuronen beinhalten.

- Direkte Kopplung:

Diskutiert wird eine Noradrenalin-vermittelte Schmerzempfindung in der Peripherie, im Nervenverlauf oder im Spinalganglion. Der Schmerz ist abhängig von der Aktivität des sympathischen Nervensystems, wobei sowohl das Ausmaß der Ausschüttung von Noradrenalin als auch der Rezeptorstatus Einfluss nehmen.

Die Entwicklung der Noradrenalinsensitivität ist im Fall eines CRPS Typ II leichter zu erklären, da die Nervenläsion zu einem Neurom führt. Im Neurom direkt kommt es wie bei der Amputation zur Sensibilisierung afferenter sensorischer und nozizeptiver Nervenfasern für den Botenstoff Noradrenalin. Die zugehörigen Neurone im Spinalganglion entwickeln zusätzlich eine Spontanaktivität (Devor et al. 1992). Parallel dazu sprossen postganglionäre sympathische Fasern, die ursprünglich die Gefäße im Spinalganglion innervierten, aus und umfassen die Zellleiber der von Denervation betroffenen und damit sensibilisierten Axone, wodurch es zur

Kopplung kommt (Chung et al. 1996, 1997). Im Spinalganglion betrifft dies vorwiegend myelinisierte sensorische Axone (McLachlan et al. 1993).

Auch im Bereich distal der Nervenverletzung kommt es zu Veränderungen, denn eine Nervenläsion muss nicht zwangsläufig alle Fasern eines Nerven betreffen. Das Innervationsgebiet distal der Läsion ist nicht mehr ausreichend sensibel versorgt, was kompensatorisch zu einer Hypersensibilisierung der verbliebenen Fasern führt. Im Fall der nozizeptiven C-Fasern bedeutet dies eine Sensibilisierung für Noradrenalin, wodurch auch hier eine pathologische Kopplung entstehen kann (Torebjörk et al. 1995). An den eigentlichen Effektororganen des sympathischen Nervensystems entwickelt sich eine sogenannte Denervationshypersensitivität (Fleming und Westfall 1988).

- Indirekte Kopplung:

Es handelt sich um eine Hyperalgesie durch sensibilisierte Nozizeptoren. Zum einen können systemisch aus den Nebennieren freigesetztes Noradrenalin über das Gefäßsystem Nozizeptoren erreichen und dort die Schmerzschwelle senken (Jänig und Häbler 2000). Zum anderen können Mediatoren (Prostaglandine), die unter bestimmten Voraussetzungen aus den Varikositäten des sympathischen Nervensystems freigesetzt werden, zu einer Sensibilisierung von umliegenden Nozizeptoren führen. Hierbei handelt es sich um lokale Mechanismen, die mit der Steuerungsfunktion der Varikositäten bezüglich des Mikromilieus zusammenhängen und von einer zentralen Aktivität des sympathischen Nervensystems unabhängig sind (Jänig und Häbler 2000). Ein Zustand, der diese Voraussetzungen erfüllt, ist ein entzündlicher Vorgang im Gewebe. Das sympathische Nervensystem könnte also auch synergistisch mit den Mechanismen einer neurogenen Entzündung (2.2.4.1) wirken (Jänig und Baron 2003).

Die Symptome Schmerz und kutane Vasomotorik stehen beim Patienten und auch in der Forschung oft im Vordergrund. Es muss aber davon ausgegangen werden, dass auch Kopplungen in den tieferen Gewebsschichten entstehen, die zur Symptomatik beträchtlich beitragen könnten. Ob solche tiefer liegenden Kopplungen zu den Symptomen an Muskeln und Knochengewebe führen, ist bisher noch nicht Gegenstand von Studien gewesen. Der angesichts der Schmerzlokalisation und der Muskel-, Knochen- und Gelenkbeteiligung naheliegende Schluss, dass sich ein CRPS auch auf die tieferen Gewebsschichten auswirkt, wird durch die Ergebnisse einer Studie zum Schmerzverhalten bei künstlich erzeugter Gewebsazidose gestützt (Birklein et al. 2000a).

2.2.4.5 Zentrale Prozesse
Schmerz und Sensibilität

Die Ausbreitung der Symptomatik über die Versorgungsgebiete einzelner Nerven hinaus und auch die Leitungsgeschwindigkeit bei Allodynie lassen nur den Schluss zu, dass es auch zentralnervöser Plastizität bedarf, um die Symptome zu erklären (Treede 1998).

Bei Allodynie liegt die Schmerzschwelle pathologischerweise auf demselben Niveau wie für Berührungsreize. Daraus wird geschlossen, dass die myelinisierten sensiblen Afferenzen die zentralen Nozizeptionsneurone auf Rückenmarkebene erregen. Um dies zu ermöglichen, müssen die Nozizeptionsneurone sensibilisiert werden, was durch eine kontinuierliche Reizung der C-Fasern geschehen kann (Lewin und Moshourab 2004). Im Rahmen einer physiologischen Reaktion auf eine Verletzung ist dieser Vorgang sinnvoll, um die betroffene Region des Körpers vor weiterem Schaden zu schützen. Die pathologische Reaktion setzt erst dann ein, wenn die zentrale Sensibilisierung ohne Grund aufrecht erhalten wird, wie es geschehen kann, wenn die C-Fasern über eine pathologische sympatho-afferente Kopplung ständig gereizt werden oder die Nozizeptoren Spontanaktivität entwickeln. Die zu Aufrechterhaltung nötige Impulsfrequenz ist dabei nicht sehr hoch (Treede 1998). Es wird vermutet, dass sie sogar unterhalb der Bewusstseinsschwelle liegen könnte (Jänig und Baron 2003).

Eine weitere Möglichkeit der Sensibilisierung besteht nach Unterbrechung im peripheren Verlauf von Schmerzafferenzen. Im Hinterhorn werden die Schmerzneurone anstelle der zerstörten C-Fasern durch aussprossenden Aβ- oder Aδ-Fasern erregt (Baron 2003).

Eine Studie zeigte Veränderungen in der körpereigenen Schmerzhemmung bei CRPS-Patienten, nozizeptive Empfindungen werden so erleichtert. Die Autoren mutmaßten, dass es sich entweder um durch die Erkrankung induzierte Veränderungen oder aber auch um eine anlagebedingte Variante handeln könnte (Seifert et al. 2009).

Durch Studien über die Ausdehnung kortikaler Repräsentationsfelder konnte mittels Magnetresonanztomographie (MRT) gezeigt werden, dass sich deutliche Veränderungen im Bereich des somatosensorischen Kortex beim CRPS entwickeln (Maihöfner et al. 2003, 2004).

Motorik

Die motorischen Symptome des CRPS lassen sich ebenfalls nicht ausreichend mit peripheren Mechanismen erklären. Zwar können Schmerz und ödematöse Schwellung die Beweglichkeit einschränken, es zeigte sich jedoch, dass die betroffene Extremität in ihrer passiven Beweglichkeit weit weniger eingeschränkt ist als in der aktiven (Maihöfner et al. 2007). Die Ursachen scheinen auch hier im spinalen und supraspinalen Bereich zu liegen (van Hilten 2005, Maihöfner et al. 2007).

Autonome Symptome

Die Veränderungen bezüglich Vasokonstriktion und Schweißbildung lassen sich nur unter Berücksichtigung zentralnervöser Einflüsse erklären. Die sympathische Aktivität der Vasokonstriktorneurone ist in den meisten Fällen zu Beginn vermindert und führt zur geröteten überwärmten Extremität (Drummond et al. 1991). Dauert dieser Zustand an, entwickelt sich peripher eine Hypersensitivität, wodurch die erniedrigte sympathische Aktivität mehr als kompensiert wird. Die Folge ist eine überschießende Vasokonstriktion mit livide verfärbter kühler Haut. Parallel dazu ist die Schweißbildung oft überschießend, was durch eine erhöhte Aktivität der zuständigen sympathischen Neurone erklärbar ist, denn Schweißdrüsen entwickeln keine Hypersensitivität (Torebjörk et al. 1995).

2.2.5 Diagnostik

2.2.5.1 Klinische Untersuchung

Die Diagnose eines CRPS wird rein klinisch gestellt, apparative Untersuchungen können gelegentlich das Untersuchungsergebnis untermauern. Eine einzige Untersuchung, die als sogenannter Gold-Standard angewandt werden könnte, steht bisher nicht zur Verfügung. Aufgrund der intraindividuell stark fluktuierenden und interindividuell variierenden Symptomatik kommt den Schilderungen des Patienten während der Anamnese eine besonders große Bedeutung zu. Symptome, die zum Zeitpunkt der Untersuchung gerade nicht vorliegen, können entscheidende Hinweise sein (Galer et al. 2001). Nach Möglichkeit sollten die Befunde der körperlichen Untersuchung zwecks Verlaufsbeurteilung quantifiziert werden, die quantitative sensorische Testung (QST) bietet hier Möglichkeiten im sensiblen Bereich (siehe 2.2.5.3). Das Ausmaß der motorischen Beeinträchtigung kann jeweils passiv und aktiv als Bewegungsumfang (engl. ROM, range of motion) mittels Goniometer gemessen und nach Neutral-Null-Methode dokumentiert werden.

2.2.5.2 Differentialdiagnosen

Per definitionem kann ein CRPS nur diagnostiziert werden, sofern die Symptome nicht durch andere Erkrankungen zu erklären sind, hierzu gehören Erkrankungen des rheumatischen Formenkreises, Entzündungen (erregerbedingte Arthritiden, Infektionen nach Knochenchirurgie, Neuritiden), thrombembolische Prozesse, Kompartment- und Nervenkompressionssyndrome (Weber et al. 2002). Besonders gegenüber anderen neuropathischen Schmerzen muss differenziert werden, bei Neuralgien ist deutlich der Bezug zum Innervationsgebiet eines Nerven zu sehen, die Symptomatik äußert sich hauptsächlich als Schmerz. Die territorialen neuropathischen Schmerzsyndrome können zusätzlich sensible Symptome wie Allodynie zeigen und auch in einem geringen Maß über das Versorgungsgebiet hinaus reichen. Eine Beteiligung von Gelenken, Muskeln und Knochen, sowie die distale Generalisierung der Symptome und ein in der Tiefe empfundener Schmerz sprechen für ein CRPS (Baron et al. 2002b).

2.2.5.3 Apparative Diagnostik

Die apparative Diagnostik hat mangels eines Goldstandards ihren Platz weniger bei der direkten Diagnose als beim Ausschluss der Differentialdiagnosen. Abgesehen von der Tatsache, dass es nicht um die Frage geht, welcher Test zum Goldstandard erklärt werden kann, sondern, ob es überhaupt einen verlässlichen Test für CRPS gibt, haben Studien zur Aussagekraft eines Tests bei CRPS gravierende Probleme.

- **Röntgen**

Im nativen Röntgenbild (**Fehler! Verweisquelle konnte nicht gefunden werden.**) finden sich die schon von Sudeck beschriebenen fleckigen Entkalkungen in der Nähe der Gelenke, die Knochensubstanz ist insgesamt diffus ausgedünnt. Nach etwa 4-8 Wochen lässt sich in 40% der Fälle mit dieser Methode ein CRPS möglicherweise erkennen (Birklein 2005). Für eine frühzeitige Einschätzung, wie sie für ein Screening wünschenswert wäre, ist die Untersuchung daher ungeeignet.

- **Szintigraphie**

Eine 3-Phasen-Skelettszintigraphie gehört zu den am häufigsten angeordneten Untersuchungen bei CRPS Verdacht. Dem zu Grunde liegt ein schon vor 30 Jahren postuliertes angeblich charakteristisches Verteilungsmuster (Genant et al. 1975). Demnach gibt es in den betroffenen Gliedmaßen in der Frühphase einen beschleunigten Blutfluss, in der Blutpoolphase erhöhte diffuse Aktivität und eine periartikuläre Anreicherung in der Spätphase (Genant et al. 1975). Diese Annahme wird durch eine Meta-Analyse aus 1995 stark in Frage gestellt. Demnach hat die Szintigraphie lediglich eine Sensitivität von etwa 50%. Die Studien waren überwiegend retrospektiv, in vielen Fällen wurde ein erheblicher klinischer Verdacht durch Szintigraphie bestätigt. Die Wahrscheinlichkeit eines CRPS bei einem frischen Trauma lässt sich anhand von Szintigraphie nicht ausreichend sicher beurteilen (Lee und Weeks 1995).

- **MRT**

Im Bereich der Extremität finden sich im Verlauf der Erkrankung charakteristische Veränderungen, die als lokales Knochenmarködem mit Hyperämie und Weitstellung der intra- und extraossären Räume interpretiert werden (Schimmerl et al. 1991).

Weiterhin werden Weichteilveränderungen mit subkutanem Ödem, Ergussbildungen und Kapselverdickungen in periartikulären Regionen beschrieben, die im zeitlichen Verlauf unterschiedlich ausgeprägt sind (Schweitzer et al. 1995). Zur Diagnosesicherung ist die

Kernspinuntersuchung aufgrund mangelnder Sensitivität (43%) und Spezifität (78%) aber nicht geeignet (Schürmann et al. 2007), allenfalls eine Verlaufsbeurteilung ist möglich.

- **Nervenleitgeschwindigkeit**

Eine Messung der Nervenleitgeschwindigkeit kann bei vorliegenden CRPS-Symptomen die Differenzierung von Typ I und Typ II erleichtern. Da der Typ I keine Nervenverletzung beinhaltet, sind auch bei der Nervenleitgeschwindigkeit keine Einschränkungen zu erwarten (Rommel et al. 2005). Es sollten unbedingt Oberflächenelektroden verwendet werden, da der Einsatz von Nadelelektroden zu einer Aggravation der Krankheitssymptome führen kann (Baron et al. 2002b).

- **Elektromyographie**

Die Elektromyographie ist eine schmerzhafte Untersuchung und kann auf Grund der lokal invasiven Natur die Symptomatik eines CRPS verstärken. Sie bringt im Allgemeinen keine sensitiven oder spezifischen diagnostischen Erkenntnisse. Ihr Einsatz kann lediglich erwogen werden, wenn bei der Differenzierung zwischen Typ I und II andere Methoden keine Ergebnisse liefern (Rommel et al. 2005).

- **Hauttemperaturmessung**

Temperaturunterschiede sind Diagnosekriterium eines CRPS und Ausdruck einer Störung der Vasokonstriktionsmechanismen in der betroffenen Extremität (Wasner und Baron 2005). Zunächst sollte stets klar sein, ob bei der Beschreibung von Temperaturunterschieden das Empfinden des Patienten oder eine objektiv gemessene Temperatur gemeint ist.

Bei der Messung der Hauttemperatur muss beachtet werden, dass diese sehr stark von den Umgebungsbedingungen abhängt. Die Messungen sollten nach einer Akklimatisierungsphase unter standardisierten Bedingungen durchgeführt werden.
Zur Erhöhung der Aussagekraft können wiederholte Messungen zu verschiedenen Zeitpunkten durchgeführt werden, um die maximale Temperaturdifferenz zu ermitteln (Baron und Maier 1996). Als Instrument werden Infrarotthermometer und Thermographiekameras eingesetzt.
Unter kontrollierten Bedingungen und Stimulation des sympathischen Nervensystems wurde beobachtet, dass sich die Temperaturdifferenzen dynamisch entwickelten. Die Temperaturmessung hatte in Ruhe nur einer Sensitivität von 32%, jedoch von 76% bei hoher sympathischer Aktivität.
Dynamische Temperaturdifferenz und ein Wert von mehr als 2,2°C Seitendifferenz ergeben zusammen ein gutes diagnostisches Merkmal zur Erkennung eines CRPS (Wasner und Schattschneider 2002).

- **Quantitative Sensorische Testung (QST)**
  Mit dieser Technik können neuropathische Schmerzen anhand einer Reihe standardisierter Tests charakterisiert werden. Anhand von Schmerzschwellen bezüglich Hitze, Kälte und mechanischer Punktreize durch stumpfe Nadeln kann eine Hyperalgesie erkannt werden. Außerdem wird mit Frey Haaren die epikritische Sensibilität sowie mittels verschiedener mechanischer Reize eine mögliche Allodynie quantifiziert. Druck- und Vibrationsempfindlichkeit werden ebenfalls getestet (Rommel et al. 2005).
  Die Ergebnisse können die Diagnose eines CRPS unterstützen, eine genaue Abgrenzung gegenüber anderen Krankheitsbildern ist mit dieser Technik allein jedoch nicht möglich, da keine charakteristische Befundkonstellation für ein CRPS bekannt ist (Rommel et al. 2005). Eingesetzt werden kann dieses Verfahren zur Verlaufsbeurteilung der Erkrankung.
- **Diagnostische Sympathikusblockade**
  Die diagnostische Sympathikusblockade dient dem Ergründen einer möglichen Abhängigkeit der Symptomatik von sympathischer Aktivität und hat somit unter Umständen Folgen für die Wahl der Therapie. Für die Diagnose eines CRPS ist eine diagnostische Blockade nicht geeignet, da auch andere Krankheitsbilder (akuter Herpes Zoster, postherpetische Neuralgie, Phantomschmerz, Polyneuropathie) mit sympathisch unterhaltenem Schmerz einhergehen können (Wasner et al. 2003b). Neben der Linderung von Schmerz können auch motorische Symptome wie eingeschränkte Beweglichkeit oder Tremor deutlich verbessert werden (Deuschl et al. 1991), eine lindernde Wirkung wird auch auf das Ödem beobachtet (Blumberg und Jänig 1994). Zu Details bezüglich des Verfahrens siehe Therapeutische Blockade 2.3.4 .

2.2.6 Therapie
Die verschiedenen Therapieoptionen sind in Abbildung 2- graphisch dargestellt, das Diagramm beinhaltet keine Information über die Reihenfolge oder Wertigkeit der verschiedenen Techniken im Sinne eines Behandlungskonzepts, sondern dient nur der Übersicht der Optionen, die auch nebeneinander zur Anwendung kommen können. Die Indikationen im Rahmen des Konzepts der funktionellen Wiederherstellung (siehe 2.2.7) und die unterschiedliche Datenlage zur Evidenz der verschieden Methoden werden in den Kapiteln 2.2.7.1 und 2.2.7.2 erläutert.

2.2.6.1 Therapiemethoden

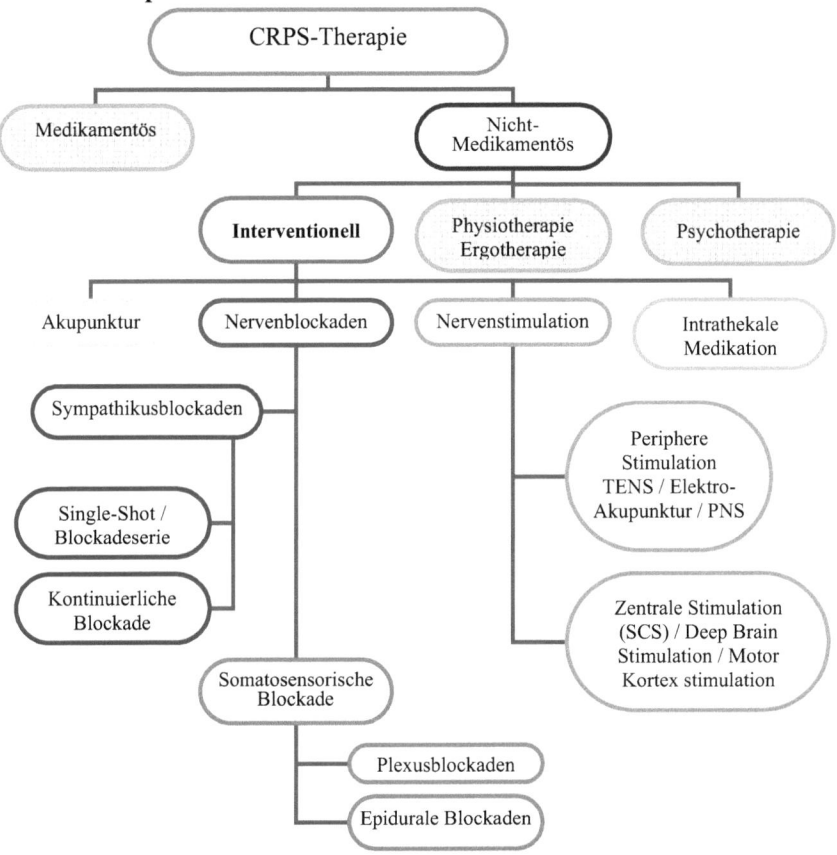

Abbildung 2-3: Therapieoptionen beim CRPS; TENS = Transkutane Elektrische Nervenstimulation, PNS = periphere Nervenstimulation; SCS = spinal cord stimulation

2.2.7 Therapiekonzept der funktionellen Wiederherstellung

Mit der ersten Definition des CRPS durch die IASP 1993 begann die Arbeit an Richtlinien für eine Therapie. Auf einer 1997 abgehaltenen Konferenz wurde von Experten verschiedener Fachrichtungen ein Konzept entwickelt, in dessen Zentrum die weitgehende Wiederherstellung der Funktion der betroffenen Region steht (Stanton-Hicks et al. 1998).

2002 wurde das Konzept noch einmal überarbeitet, da sich gezeigt hatte, dass die straffe zeitliche Abfolge nicht mit der Realität zu vereinbaren war und das bisherige Konzept dem individuellen Ansprechen der Patienten nicht ausreichend gerecht wurde. Auch wird in der Version von 2002 bei therapierefraktären Verläufen schneller zu invasiveren Methoden geraten, außerdem wurden neue

Erkenntnisse besonders im Bereich der Nervenstimulation eingearbeitet und die Notwendigkeit der interdisziplinären Behandlung stärker betont. (Abbildung 2-) (Stanton-Hicks et al. 2002).

Das Konzept sieht für den Patienten vor, aktiv eine stufenweise Rehabilitation zu durchlaufen, die ihn langsam aber stetig Bewegungsausmaß und Kraft wiedererlangen lässt. Im Idealfall wird dies nur durch Bewegungs- und Physiotherapie erreicht, durch die begleitenden Schmerzen sind diese jedoch oftmals nur eingeschränkt durchführbar. Wie bei anderen Schmerzsyndromen sollte interdisziplinär vorgegangen werden, ein Schmerztherapeut sollte von Beginn an hinzugezogen werden, um medikamentös oder interventionell eingreifen zu können. Am Anfang wird i.d.R. versucht, medikamentös zu behandeln, im weiteren Verlauf kommen interventionelle Prozeduren zur Anwendung. Als dritte Säule gehört die psychotherapeutische Begleitung zum Konzept, um eventuell auftretende psychische Komorbiditäten zu behandeln oder durch Unterstützung des Verarbeitungsprozesses präventiv entgegenzuwirken.

Zu Beginn der Behandlung ist zunächst in einem multi- und interdisziplinären Team eine objektive Feststellung des Zustandes nötig, dazu gehört etwa die exakte Bestimmung des Bewegungsumfanges mit Goniometern und eine Volumenmessung zur Beurteilung des Ödems, aber auch eine gründliche psychologische Evaluation. Nur so lassen sich im Verlauf Behandlungserfolge verfolgen, die leider oft sehr langsam erreicht werden.

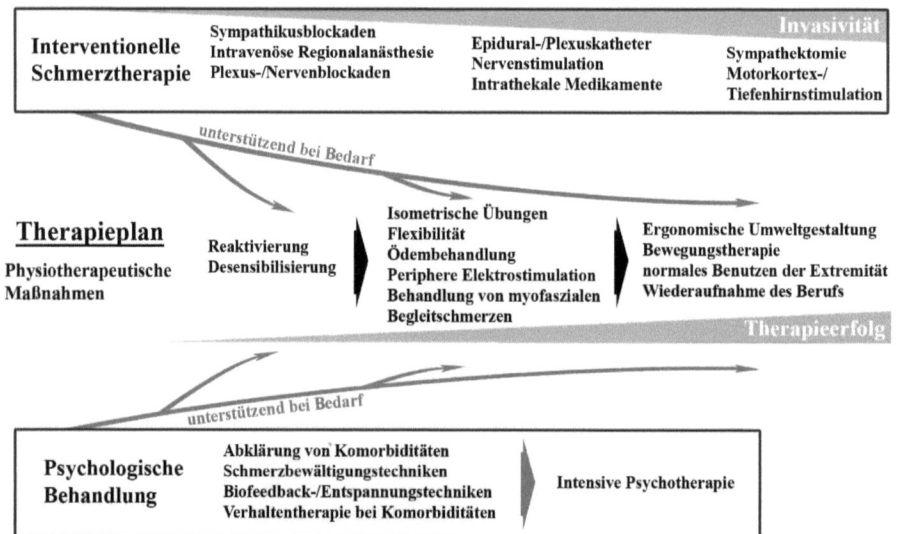

Abbildung 2-4: Behandlungskonzept der funktionellen Wiederherstellung beim CRPS. Mittig die physio-therapeutische Behandlung mit steigendem Anspruch, um schließlich volle Funktionalität wieder zu erlangen. Um einen stetigen Therapiefortschritt zu gewährleisten, können Maßnahmen aus den oben und unten darge-stellten Bereichen der interventionellen Schmerztherapie und der psychologischen Behandlung angewandt werden. Der Aufwand der unterstützenden Behandlungen nimmt dabei von links nach rechts zu, daher werden diese nacheinander durchlaufen, bis ausreichende Schmerzlinderung erreicht ist. (nach Stanton-Hicks et al. 2002)

2.2.7.1 Medikamentöse Therapie

Der Einsatz verschiedener Medikamente beim CRPS beruht in Ermangelung eines gesicherten Pathomechanismus der Erkrankung im Wesentlichen auf Empirie, wobei Erfahrungen mit anderen neuropathischen Schmerzerkrankungen als Anhaltspunkt dienen (v.a. diabetische Neuropathie oder postherpetische Neuralgie).

Nicht-steroidale Antiphlogistika (NSAR, nicht-steroidale Antirheumatika)
Eine Therapie mit Substanzen aus dieser Klasse ist im Allgemeinen nicht ausreichend, aufgrund ihrer freien Verfügbarkeit werden sie dennoch häufig eingenommen. Wegen der begrenzten Wirkung wird oft eine hohe Dosierung gewählt, wodurch die Gefahr der unerwünschten Arzneimittelwirkungen ansteigt (Green 2001). Beim Auftreten von Gelenk- und Sehnenbeschwerden kann ein Einsatz sinnvoll sein (Stanton-Hicks et al. 1998).

Glukokortikoide
Es gibt viele Berichte inklusive kontrollierter Studien über einen beschwerdelindernden Einsatz. Zur Bekämpfung der Entzündung sind Glukokortikoide in der Frühphase sinnvoll (Stanton-Hicks et al. 1998, Christensen et al. 1982). Sowohl das Ödem als auch bewegungsabhängige Schmerzen werden positiv beeinflusst. Vor Behandlungsbeginn muss in jedem Fall eine Infektion wie etwa eine Osteomyelitis im Zusammenhang mit einer vorangegangen Fraktur ausgeschlossen werden. Eine Langzeittherapie erscheint aufgrund der kortikoid-induzierten Osteopenie nicht sinnvoll (Loprinzi et al. 1999).

Opioide
Die weitverbreitete Meinung, Opioide wirkten generell nicht bei neuropathischen Schmerzen, wurde durch Studien widerlegt (Rowbotham et al. 2003). Der Erfolg einer Opioidtherapie variiert interindividuell, ein Therapieversuch ist angebracht (Stanton-Hicks et al. 2002).

Antidepressiva
Übertragen aus der Erfahrung bei anderen neuropathischen Schmerzen werden trizyklische Antidepressiva wie Amitriptylin erfolgreich in subantidepressiver, analgetischer Dosierung gegeben (Stanton-Hicks et al. 2002, Sindrup und Jensen 1999). Auch neuere Substanzen aus der Klasse der kombinierten Noradrenalin/Serotonin-Wiederaufnahmehemmer haben sich als wirkungsvoll erwiesen (Sindrup et al. 2003).

Antikonvulsiva

Antikonvulsiva können mit ihrer dämpfenden Wirkung positiv auf zentrale und periphere neuropathische Schmerzen wirken, Pregabalin reduziert den Schmerz und wirkt sich gleichzeitig positiv auf den Schlaf aus (Sabatowski et al. 2004). Für Gabapentin liegt eine hochwertige Studie vor, die zwar keinen signifikanten Effekt auf den Schmerz, aber eine positive Beeinflussung von Sensibilitätsdefiziten nachweisen konnte (van de Vusse et al. 2004).

Calcitonin und Bisphosphonate

Calcitonin hat sowohl direkten Einfluss auf Knochenschmerzen - beim CRPS lindert es den Ruheschmerz - als auch eine mögliche zentrale schmerzlindernde Wirkung als Neurotransmitter (Gobelet et al.1992). Eindeutig nachgewiesen ist seine Wirkung jedoch nicht (Kingery 1997), letztlich ergeben sich widersprüchliche Studienergebnisse und zudem ein ungünstiges Nebenwirkungsprofil (Schürmann et al. 2001b).

Vergleichsweise gründlich belegt ist der positive Effekt von Bisphosphonaten auf Schmerz, Schwellung und Beweglichkeit beim CRPS (Adami et al. 1997), als Wirkmechanismus wurde eine Verminderung der lokalen Einwanderung von entzündungsfördernden Zellen und die Inhibition der Freisetzung von Entzündungsmediatoren nachgewiesen (Carvalho et al. 2006).

2.2.7.2 Nicht-Medikamentöse Therapie
- **Physiotherapie/Ergotherapie**

    Die physiotherapeutische Behandlung wird einhellig als entscheidender Faktor in jeder CRPS-Therapie beschrieben. Ziele der Physiotherapie können multiple Aspekte sein: zu Beginn stehen die Bekämpfung des Ödems und eine der Allodynie entgegenwirkende Desensibilisierung im Vordergrund. Nach Fortschritten kann die eingeschränkte Beweglichkeit und als letztes auch die Kraft therapiert werden. (Geertzen und Harden 2005).

    Auch die Behandlung sekundärer Beschwerden wie Haltungsschäden sollte Ziel der Physiotherapie sein.

    Ein Therapieerfolg kann unter Umständen nur sehr langsam erreicht werden kann. Dem Patienten trotzdem die Hoffnung zu erhalten und ihn die Grenzen des Bereichs zwischen sinnvoller Anstrengung und schädlicher Überforderung sowie ebenfalls schädlicher Schonung finden zu lassen, ist eine Herausforderung für Therapeut und Patient. In diesem Bereich befindet sich eine wichtige Schnittstelle zwischen der Physiotherapie und einer psychotherapeutischen Begleitbehandlung.

Es hat sich gezeigt, dass eine erfolgreiche Physiotherapie sogar mit reduzierten Schmerzwerten einhergehen kann, obwohl die körperliche Aktivität eine starke Belastung für die betroffene Extremität darstellt (Oerlemans et al. 1999).

Der Physiotherapie kommt also die zentrale Rolle zu, mit Fortschritten in diesem Bereich steht und fällt der Heilungsprozess als Ganzes. Es muss jedoch stets darauf geachtet werden, die Schmerzgrenze auf keinen Fall zu überschreiten. Ziel ist die Umkehr des pathologischen Lernprozesses in der zentralen Schmerzverarbeitung. Eine adäquate Option, um Fortschritte in der Physiotherapie zu ermöglichen, ist es daher, die Schmerzschwelle mit analgetischer Medikation oder interventionellen Maßnahmen zu erhöhen (Stanton-Hicks et al. 2002).

- **Psychotherapie**

Die hier beschrieben psychologischen Interventionen entsprechen veröffentlichten Therapieempfehlungen, sie sind allerdings nicht durch spezifische Studien mit CRPS-Patienten belegt, sondern begründen sich auf Erfahrungen mit anderen chronischen Schmerzerkrankung (Bruehl und Chung 2006).

Die Psychotherapie hat abhängig vom Verlauf der Krankheit eine wechselnde Aufgabe im Zusammenspiel mit anderen Therapieformen.

Zu Beginn der Therapie sollte jeder Patient zunächst auf bestehende psychische Vorerkrankungen hin untersucht werden. Besteht tatsächlich eine psychische Erkrankung und/oder eine Somatisierungsstörung, sollte diese natürlich entsprechend behandelt werden.

In jedem Fall sollte in Gesprächen mit dem Patienten so früh wie möglich ein Verständnis für die Charakteristiken eines CRPS gefördert werden, um das Bewusstsein über den hohen Stellenwert der Beteiligung des Patienten an seinem Heilungsprozess zu schaffen.

Nichtbenutzen und Schonhaltungen der betroffenen Extremität sind Ausdruck eines pathologischen Lernprozesses und führen längerfristig zu einer Aggravation der Symptomatik (Bruehl und Chung 2006). Patienten präventiv über die Folgen eines solchen Verhaltens aufzuklären und sie das Symptom Schmerz beim CRPS als einen pathologischen Schmerz erkennen zu lassen, der keine warnende Funktion besitzt, ist von großer Bedeutung. Es muss ebenfalls nach pathologischem Vermeidungsverhalten im sozialen Bereich besonders im Zusammenhang mit einer Angst vor Schmerz gesucht werden (Verhaltenstherapie).

Bei längeren Verläufen spielt ein Erlernen von Techniken für den Umgang mit chronischem Schmerz eine bedeutende Rolle („coping strategies"). Da man davon ausgeht, dass auch psychischer Stress einen nicht zu unterschätzender Faktor bei der Verstärkung der Symptomatik darstellt, sind Entspannungstechniken wie Biofeedback oder progressive Muskelrelaxation nach Jacobsen bei einigen Patienten sinnvoll (Bruehl und Chung 2006).

- **Interventionelle Therapie**

Sympathikusblockaden

Sympathikusblockaden haben ihren festen Platz in der CRPS-Therapie, wenn eine sympathisch unterhaltene Schmerzkomponente vorliegt. Obwohl die Effektivität der Blockaden bezüglich der tatsächlichen Blockade aller sympathischen Fasern angezweifelt wurde (Schürmann et al. 2001a), wird weiterhin zu einem fortgesetzten Therapieversuch mit dieser Technik geraten, wenn eine ausreichende Analgesie beobachtet wird (Stanton-Hicks et al. 2002). Den Problemen bei der Einschätzung des Ausmaßes der Blockade stehen die positiven klinischen Erfahrungen und die im Vergleich zu anderen invasiven Techniken geringeren Risiken gegenüber (Burton et al. 2005, Wulf und Maier 1992) (siehe auch 2.3).

Ganglionäre Opioidanalgesie

Über den Zugang zum sympathischen Ganglion ist eine ganglionäre Opioidanalgesie möglich, ein Vorteil gegenüber der Verwendung von Lokalanästhetikum ist jedoch fraglich (Maier und Gleim 1998). Durch die bei dieser Technik an Stelle eines Lokalanästhetikums in niedriger Dosis eingesetzten Opioide lassen sich die Inzidenz der systemischen Komplikationen bei akzidentieller intravasaler Injektion reduzieren. Die Wirksamkeit wird unterschiedlich beurteilt, insgesamt ist die Zahl der durchgeführten Eingriffe rückläufig.

Über die Wirkweise dieser Intervention liegen keine konkreten Erkenntnisse vor (Knolle und Kress 2006).

Intravenöse Regionalanästhesie

Bei dieser Technik wird die Blutzirkulation der betroffenen Extremität zunächst mittels eines Tourniquets unterbrochen, anschließend wird über einen distal gelegten venösen Zugang Lokalanästhetikum allein oder in Kombination mit anderen Medikamenten infundiert. Die Wirkung wird während der nun folgenden Einwirkzeit erreicht.

Die Technik birgt das Risiko systemischer Nebenwirkungen, da nach Lösen des Tourniquets das verwendete Medikament bzw. dessen Metabolite bolusartig in den Körperkreislauf gelangen (Colbern 1970).

Es gibt Studien, die den Einsatz von Bretylium, Phentolamin, Clonidin, Lidocain und Ketorolac untersucht haben und Anhalte für einen positiven Effekt dieser Medikamente sahen, die Qualität dieser Studien war jedoch gering, denn die Beurteilung der Effektivität als analgetische Maßnahme wurde durch die Prozedur selbst erschwert. Sowohl das Tourniquet als auch das Lokalanästhetikum als auch das eventuell zusätzlich gegebene Medikament könnte für einen Linderung des Schmerzes verantwortlich sein, ein kontrolliertes Studiendesign war daher nicht möglich (Burton et al. 2005). Eine inzwischen wieder verlassene Option stellte Guanethidin dar, das Medikament leert die präsynaptischen Speichervesikel für Noradrenalin und erreicht so eine Ausschaltung der sympathischen Efferenz. Studien konnten jedoch keine einer Plazebobehandlung überlegene Wirkung nachweisen (Perez et al. 2001). Zudem ist das Medikament in Deutschland inzwischen nicht mehr zugelassen.

Plexus- und Epiduralanästhesie
Die Anlage eines Plexuskatheters und eine epidurale Infusion stellen weitere Möglichkeiten der Intervention dar. Mittels differenzierter Flussrate und Medikamentenkombinationen lassen sich oftmals Analgesie und Sympathikolyse bei erhaltener motorischer Funktion erreichen, um die Extremität physiotherapeutisch behandeln zu können (Wang et al. 2001). Im Fall einer Schmerzverstärkung kann zusätzlich flexibel mit Bolusgaben oder Anpassung der Flussrate bzw. Medikamentenkonzentration reagiert werden. Als Medikamente wurden bisher Lokalanästhetika (Konig et al. 1995) sowie Clonidin (Rauck et al. 1993) eingesetzt, zusätzlich ist auch eine Opioid-Gabe möglich (Cooper et al. 1989).

Sympathektomie
Die theoretisch langfristigste Lösung zur Blockade des sympathischen Nervensystems und damit zur Therapie eines sympathisch unterhaltenen Schmerzes stellt die dauerhafte Unterbrechung der Fasern des sympathischen Nervensystems dar. Um dies zu erreichen, gibt es verschiedene Techniken, von der offenen Operation über minimalinvasive Zugänge (Kim 2002) mit Radiofrequenzablation (Wilkinson 1984) bis zur Applikation neurolytischer Lösungen am Grenzstrang (Furlan et al.2001).
Die Erfolgsrate all dieser Techniken war seit jeher selbst bei optimaler Durchführung geschmälert durch Varianten in der Anatomie wie kontralaterale Innervation sowie eine Reinnervation im Verlauf. Es besteht bei dieser Methode die Gefahr der Entwicklung eines schmerzhaften „Postsympathektomie-Syndroms"(Burton et al. 2005), das sich klinisch durch persistierende, spontane Schmerzen im Bereich proximal des Versorgungsgebiets der durchgeführten Sympathektomie äußert und Tage bis Wochen nach dem Eingriff auftreten kann. Die Ätiologie ist unklar, es werden zentrale Denervations- und Reinnervationsvorgänge diskutiert (Kramis et al.1996).

Akupunktur
Die Akupunktur wird zur Behandlung von Schmerzen verschiedenster Art eingesetzt (Stux 2001). Die Elektro-Akupunktur, bei der gesetzte Akupunkturnadeln an einen elektrischen

Impulsgenerator angeschlossen werden, zeigt auch Wirkung bei neuropathischen Krankheitsbildern (Cruccu et al. 2007). Zur Akupunktur bei CRPS liegen keine Studien vor, die einen Nutzen von Akupunktur beweisen würden, die einer Plazebobehandlung überlegen wäre (Korpan et al. 1999). Neben der analgetischen Wirkung werden anti-inflammatorische und sympathikolytische Wirkungen von Akupunkturbehandlungen diskutiert (Zijlstra et al. 2003, Spacek und Kress 1997).

Neurostimulation

a) Rückenmark (SCS, Spinal Cord Stimulation)

Die elektrische Stimulation des Rückenmarks (engl. Spinal Cord Stimulation, SCS) ist eine Behandlungstechnik, bei der Elektroden operativ in den Epiduralraum eingebracht werden und dort verbleiben. Mit einem Impulsgenerator werden Impulse über diese Elektroden an das Rückenmark gegeben, um so eine Sympathikolyse und Schmerzlinderung durch Freisetzung von Neurotransmittern im Hinterhorn zu erreichen. Der Effekt beim Einsatz beim CRPS beeinflusst primär den Schmerz, die sensiblen Symptome und die Funktion der Extremität werden nicht signifikant verbessert (Kemler et al. 2004). Es gibt Veröffentlichungen, die einen Einsatz der SCS-Technik zu einem früheren Zeitpunkt fordern, in der aktuellen Therapieempfehlung kommt die Methode erst nach Versagen diverser anderer Techniken zum Einsatz (Stanton-Hicks et al. 2002). (siehe 2.4.2)

b) Tiefenhirn-Stimulation (Deep brain stimulation)

Die elektrische Stimulation von sensorischen Thalamuskerngebieten und dem periaquäduktalen Grau wird zur Behandlung von Schmerz eingesetzt. Für dieses Verfahren müssen Elektroden operativ in den entsprechenden Hirnarealen platziert werden. Für neuropathische Schmerzen wird eine Beschwerdelinderung bei 30-40% der Betroffenen angegeben, spezifische Studien zum Einsatz beim CRPS liegen nicht vor (Rezai und Lozano 2002), die Technik wird in der aktuellen Therapieempfehlung für neuropathische Schmerzen in Europa daher nicht empfohlen (Cruccu et al. 2007).

c) Motorkortex-Stimulation

Eine weniger invasive Technik stellt die elektrische Stimulation des Motorkortex dar, sie kann als intermittierende Behandlung transkraniell (nicht-invasiv) oder als chronische Variante mit implantierten Elektroden erfolgen. CRPS-spezifische Studien fehlen auch hier, bei unpublizierten Daten gab es einen positiven Effekt insbesondere bezüglich der Hitze-Hyperalgesie. Für andere neuropathische Krankheitsbilder und zentralen Schmerz liegt eine

Studie mit einer substantiellen Schmerzreduktion auf der Visuellen Analogskala bei 75% der Patienten vor (Stanton-Hicks et al. 2002). Bei transkranieller Applikation ist diese Therapie frei von unerwünschten Wirkungen, ein Versuch kann daher durchaus durchgeführt werden (Cruccu et al. 2007).

d) Periphere Nervenstimulation

Die Transkutane Elektrische Nervenstimulation (TENS) ist eine nicht-invasive, einfach anzuwendende Technik ohne wesentliche unerwünschte Wirkungen. Aufgrund dieser Vorteile wird sie häufig bei Schmerzerkrankungen eingesetzt, obwohl bisher nicht geklärt ist, ob die Erfolge möglicherweise auf Placeboeffekten beruhen (Cruccu et al. 2007).

Die Elektroden können paravertebral oder peripher im Nervenverlauf platziert werden. Der Effekt wird durch die Beeinflussung nervöser Impulse am Hinterhorn und den absteigenden Bahnen der zentralen Schmerzhemmung erreicht, es resultiert eine vermehrte Freisetzung endogener Opiate. Peripher wird die Durchblutung gesteigert und die Schmerzleitung positiv beeinflusst. Die Stimulationsfrequenz und –amplitude müssen für eine adäquate Schmerzlinderung im Bereich zwischen 1-5 Hz liegen und individuell angepasst werden. Die Wirkung erreicht innerhalb eines Zeitraums von bis zu einer Stunde ihr Maximum und klingt nach der Anwendung wieder ab, eine wiederholte Anwendung ist problemlos möglich. Kontraindikationen stellen Herzschrittmacher, große Metallimplantate und eine bekannte Epilepsie dar (De Santana et al. 2008).

In Fällen von primär im Versorgungsgebiet eines Nervs auftretenden Symptomen kann ein peripherer Nerv operativ mit einer Stimulationselektrode versorgt werden (PNS, peripheral nerve stimulation). Die Studienlage zur peripheren Stimulation ist bisher nicht ausreichend für eine verlässliche Beurteilung (Cruccu et al. 2007), jüngere Ergebnisse weisen eine positive Entwicklung gegenüber früheren Berichten auf.

Intrathekalinfusion

Die intrathekale Gabe von Medikamenten ist in Fällen von nicht anders kontrollierbaren Schmerzen eine weitere Therapieoption. Im Allgemeinen wird Morphin, Lokalanästhetikum oder Clonidin eingesetzt, die Studienlage zu den Ergebnissen beschränkt sich auf Fallbeschreibungen (Kanoff 1994, Becker et al. 1995, Lundborg et al. 1999, Kabeer und Hardy 1996, Nitescu et al. 1998). Ein neuerer Ansatz verwendet Ziconotide, ein nicht-opioid-Analgetikum für intrathekale Applikation bei neuropathischem Schmerz, kontrollierte Studien stehen auch hier noch aus (Kapural et al. 2009).

Bei Patienten, die Dystonien als Symptom entwickelt haben, lässt eine Studie mit intrathekal appliziertem Baclofen Linderung durch dieses Medikament erwarten (van Hilten et al. 2000a), für die Behandlung von Dystonien und Spasmen im Rahmen anderer Erkrankungen ist dieses Medikament bereits etabliert (Beard et al. 2003, Taira et al. 2006).

2.3 Sympathikusblockaden

2.3.1 Einführung

Interventionen am Grenzstrang sind eine erfolgversprechende Therapie für Patienten, deren Schmerzsymptomatik eine sympathische Komponente aufweist. Ob dies im Einzelfall zutrifft, muss durch eine diagnostische Blockade abgeklärt werden (siehe Diagnostik 2.2.5.3).

Im günstigsten Fall reicht schon eine einzige Blockade aus, um die Schmerzsymptomatik dauerhaft zu lindern (Jänig und Baron 2003). Um über Erfolg oder Misserfolg zu entscheiden, ist ein fortgesetzter Therapieversuch nötig, dies beinhaltet die wiederholte bzw. kontinuierliche Applikation von Lokalanästhetikum. Aufgrund der anatomischen Gegebenheiten birgt die Prozedur besonders im Falle der oberen Extremität gewisse Risiken.

Das zugehörige sympathische Ganglion cervicothoracicum (klinisch: Ganglion stellatum) liegt in unmittelbarer Nähe zur Lunge und den großen Gefäßen, ein Pneumothorax oder das Einbringen von Lokalanästhetikum in den Blutkreislauf sind unter Umständen lebensgefährliche Komplikationen (Herz-Kreislaufstillstand, Krampfanfälle), treten aber mit 1-2 $^0/_{00}$ selten auf (Baron et al. 1997, Wulf und Maier 1992). Als weniger gefährliche, aber für den Patienten unangenehme unerwünschte Wirkungen, können ipsilateral Paresen des Nervus phrenicus mit Beeinträchtigung der Atmung oder des Nervus laryngeus recurrens mit Heiserkeit auftreten. Als regelhafte Begleiterscheinung treten ein Anschwellen der Nasenschleimhaut (Guttmansches Zeichen) und ein Horner-Syndrom (Miosis, Ptosis, Enophtalmus) durch Sympathikusblockade im Bereich des Auges auf (Standl und Ohnesorge 2002).

Im Bereich der unteren Extremität liegen die versorgenden Ganglien im Bereich L1-L3.

Für alle Lokalisationen ergibt sich aus unbeabsichtigt an Spinalwurzeln wirkendem Lokalanästhetikum die Möglichkeit einer Nervenwurzelblockade mit sensorischen und motorischen Ausfällen.

Der perkutane Zugang zum Ganglion stellatum anhand anatomischer Leitstrukturen ist ein speziell geschulten Ärzten vorbehaltener Eingriff, eine lückenlose Überwachung mit Bereitschaft für unterstützende Maßnahmen an Atmung und Herz ist unabdingbar (Standl und Ohnesorge 2002).

Die korrekte Ausbreitung des Lokalanästhetikums kann überprüft werden, indem man unter Durchleuchtung Kontrastmittel über die Kanüle injiziert oder den Eingriff computertomographisch gesteuert durchführt. Hier muss aufgrund der (unnötigen) Strahlenbelastung v.a. bei wiederholten Eingriffen eine sorgfältige Abwägung von Nutzen und Gefahren erwogen werden. Alternativ kommt Ultraschall zur Verifizierung der Nadelposition und der Ausbreitung des Kontrastmittels zum Einsatz. Nichtsdestotrotz ist auch bei der Verwendung bildgebender Verfahren die negative Aspirationskontrolle in 4 Ebenen vor der Injektion des Lokalanästhetikums unabdingbar, um die Wahrscheinlichkeit einer akzidentiellen intravasalen Injektion zu minimieren.

Die Wirksamkeit der Blockade lässt sich klinisch am Ausfall der sympathischen Vasokonstriktion und der daraus resultierenden Erwärmung der Extremität beurteilen (Ohnesorge 2002). Auch der Ausfall der Schweißdrüsen, das Guttmansche Zeichen oder ein Horner-Syndrom sind sichere Zeichen einer erfolgreichen Blockade (Döbler und Zenz 2001).

2.3.2 Wirkmechanismus

Die elektrische Übertragung des Nervenimpulses kann durch die Blockade spannungsabhängiger Natriumkanäle im Verlauf des peripheren sympathischen Nerven unterbrochen werden. Über den Zugang zum Grenzstrang lässt sich eine Beeinträchtigung von sensiblen und motorischen Fasern verhindern, da hier ausschließlich sympathische Fasern laufen (Wasner und Baron 1998). Die Konzentration des Lokalanästhetikums wird zudem niedrig gewählt, so dass dem Prinzip des Differentialblocks folgend ausschließlich unmyelinisierte (sympathische) Nervenfasern blockiert werden. Die analgetische Wirkung der Sympathikusblockade wird vermutlich durch die Unterbrechung einer durch pathologische Kopplungen entstehenden Schmerzempfindung erreicht (Jänig und Baron 2003).

2.3.3 SIP und SMP

Kommt es bei erfolgreicher Sympathikusblockade über den Ausfall der Funktionen des autonomen Nervensystems hinaus zu einer Reduktion der Schmerzsymptomatik, wird von sympathisch unterhaltenem Schmerz gesprochen (siehe 2.2.4.4.). In der Regel werden single-shot-Blockaden durchgeführt.

2.3.4 Einzelblockaden und Blockadeserien

Die diagnostische Blockade steht am Anfang einer interventionellen Therapie am Sympathikus. Bei einer deutlichen Schmerzreduktion ist von einem sympathisch unterhaltenen Schmerz auszugehen, weitere nun therapeutische Blockaden können durchgeführt werden. Von der Technik des Eingriffs unterscheiden sich diagnostische und therapeutische Blockaden nicht. Während der schmerzfreien oder schmerzreduzierten Zeit nach jeder Blockade ist der Patient in der Lage, z.B. physiotherapeutische Übungen schmerzgelindert durchzuführen. Nachteil einer Blockadeserie ist das Wiederkehren der Schmerzen im Intervall und die sich bei jedem Eingriff erneut ergebenden

Risiken. Um die Dauer der Blockade möglichst lang zu gestalten, muss eine größere Menge an Lokalanästhetikum oder eine höher konzentrierte Lösung verwendet werden. Die (unkontrollierte) Ausbreitung einer größeren Flüssigkeitsmenge erhöht jedoch die Wahrscheinlichkeit von unerwünschten Nerven- oder Wurzelblockaden (Döbler und Zenz 2001).

2.3.5 Kontinuierliche Grenzstrangblockade

Die größte Ersparnis an Risiko für den Patienten bietet das Umgehen wiederholter Eingriffe durch die perkutane Anlage eines am Ort verweilenden Katheters. Über den Katheter lässt sich die Dosis problemlos adaptieren, indem eine frei programmierbare Durchflußpumpe mit einem externen Reservoir angeschlossen wird, die kontinuierlich Lokalanästhetikum abgibt. Die Dosierung kann jederzeit titriert angepasst werden, was vor allem in der Frühphase der Behandlung erforderlich sein kann, außerdem sind über den liegenden Katheter zusätzliche Bolusgaben, sog. Top-ups, möglich.

Mit dieser Technik kann über Tage hinweg eine durchgängige lokale Blockade des sympathischen Nervensystems erreicht werden, bei gleichzeitiger Minimierung von interventions-assoziierten Komplikationen. Vor dem Hintergrund der Theorie (Jänig und Baron 2003), nach der der sympathisch unterhaltene Schmerz kausal an der Aufrechterhaltung und Entstehung einer zentralen Sensibilisierung beteiligt ist, entsteht so die Möglichkeit der Unterbrechung eines sich selbst aufrecht erhaltenden Mechanismus der Schmerzentstehung. Ein Erfolg der Therapie ist oft noch am Tag der Intervention erkennbar (siehe 3.5.1), die korrekte Lage im thorakalen Bereich lässt sich anhand der Entwicklung eines Horner-Syndroms verifizieren (Döbler und Zenz 2001). Sollte sich keine Beschwerdelinderung einstellen, gilt es, zunächst eine Dislokation der Katheterspitze auszuschließen, am einfachsten über ein Kontroll-Röntgen mit über den Katheter gegebenem Kontrastmittel.

Der Patient ist mit dem Pumpensystem vollständig mobil und auch in der Lage, weitere therapeutische Maßnahmen wie etwa Physiotherapie durchzuführen.

Nach einigen Tagen folgt bei suffizienter Schmerzlinderung eine 12-stündige Pumpenpause, um die Dauerhaftigkeit des Erfolgs zu überprüfen. Für den Fall, dass die Schmerzlinderung auch nach Wirkungszeit des Lokalanästhetikums bestehen bleibt, erfolgt nach Katheterentfernung die Entlassung des Patienten.

Im Falle des Wiederauftretens der Symptomatik kann über den Katheter nach erneuter Lagekontrolle eine dauerhafte Inhibition der sympathischen Aktivität mittels Alkoholdestruktion durchgeführt werden. Der Behandlungsablauf ist schematisch dargestellt in Abbildung 2-5.

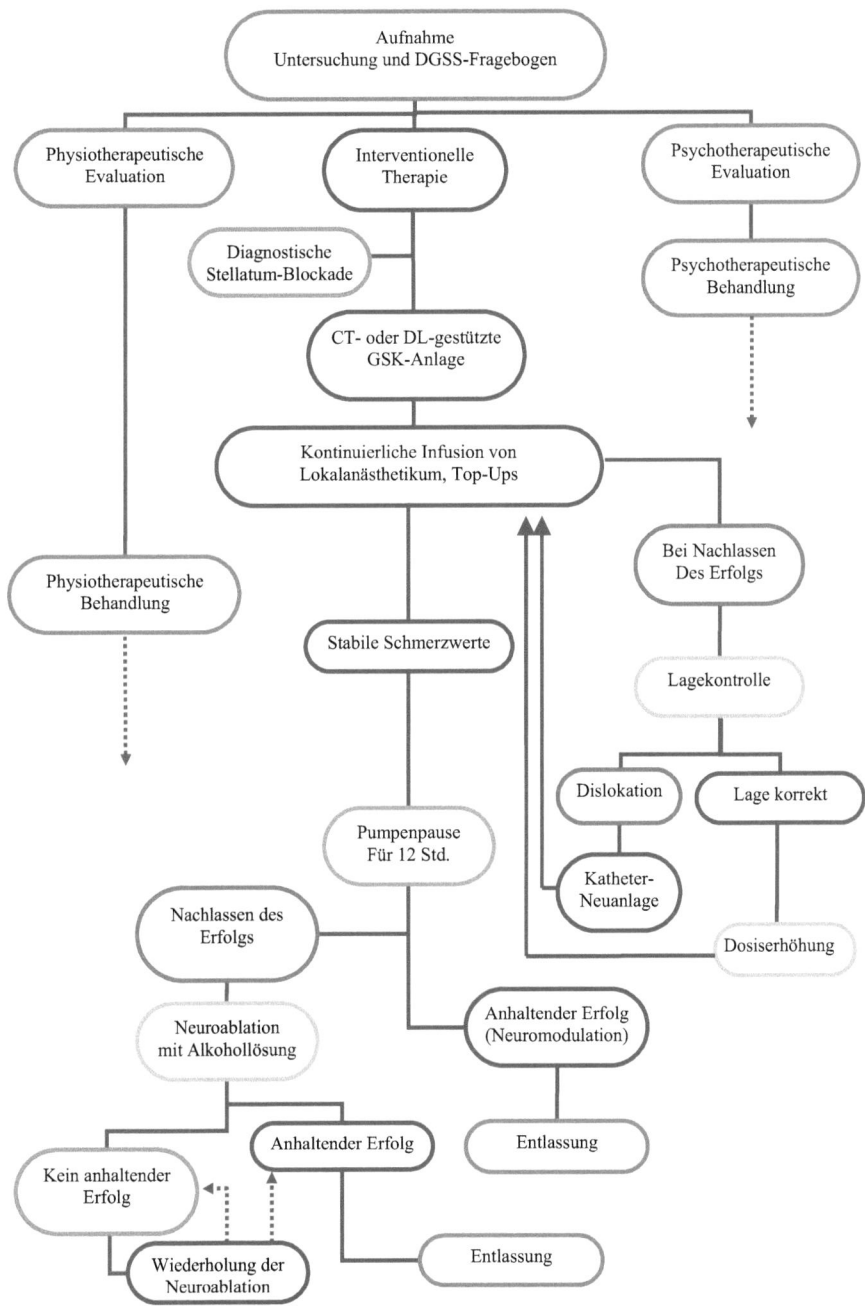

Abbildung 2-5:
Behandlungsalgorithmus der kontinuierlichen Grenzstrangblockade; DGSS = Deutsche Gesellschaft zum Studium des Schmerzes; CT = computertomographisch; DL = Durchleuchtung; GSK = Grenzstrangkatheter

2.4 Patienten

Das betrachtete Patientenkollektiv wurde aus den Patienten der Schmerzklinik der Klinik und Poliklinik für Anästhesiologie des Universitätsklinikums Hamburg-Eppendorf im Zeitraum März 1998 bis Oktober 2005 rekrutiert.

Notwendige Bedingungen waren:

1. Diagnostiziertes CRPS Typ I oder Typ II (Kriterien nach Mersky und Bogduk 1994, siehe 1.2.1)
2. Positives Ansprechen auf die Interventionelle Therapie als Zeichen einer sympathisch unterhaltenen Schmerzkomponente
3. Erfolgreiche Kontaktaufnahme und Einverständnis zur Verwendung der anonymisierten Patientendaten im Rahmen dieser Untersuchung

Bei insgesamt 54 Patienten wurde ein CRPS Typ I oder Typ II diagnostiziert. 6 Patienten lehnten die Behandlung ab oder erhielten keine oder eine abweichende Therapie. Bei 5 Patienten konnte bereits kurzfristig kein oder kein ausreichender Behandlungserfolg erzielt werden, es musste hier von einem sympathikus-unabhängigen Schmerz ausgegangen werden. Bei einem Patienten wurde nachträglich eine Vaskulitis diagnostiziert, dies wurde im Rahmen des Follow-Up erfasst, der entsprechende Datensatz wurde nicht in die Untersuchung einbezogen.

Für die Nachverfolgung waren somit 42 Patienten qualifiziert, von diesen konnten 14 zum Zeitpunkt der Erhebung nicht mehr kontaktiert werden (Lost to follow-up). Statistische Daten wurden ausführlich für jene 42 Patienten erhoben. Die Fallzahl der Nachverfolgung beläuft sich auf 28 Patienten.

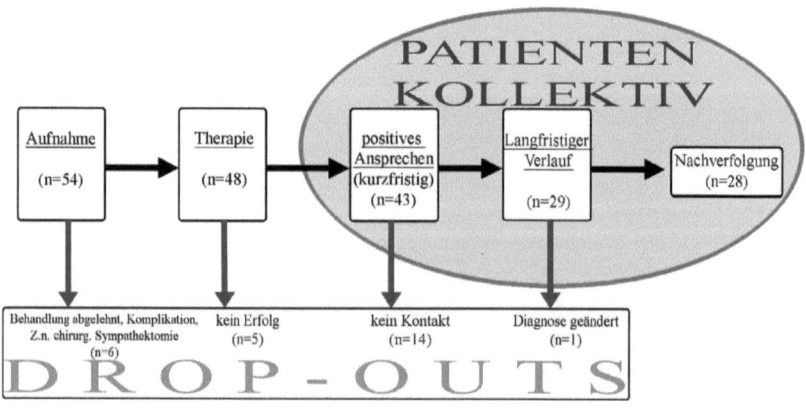

Abbildung 2-6: Patientenkollektiv und Drop-Outs

2.4.1 Studienaufbau und -durchführung

Die Studie wurde als retrospektive Analyse durchgeführt. Um das Patientenkollektiv zu ermitteln, wurden die Akten der Schmerzklinik nach den Diagnosen CRPS, Reflexdystrophie und Kausalgie durchsucht. Nach Studium der Fachliteratur zur Symptomatik wurde ein Datenerhebungsbogen (siehe 2.4.2) zur systematischen Erfassung der Patienten entwickelt und eingesetzt. Auf diese Weise wurden die Daten zum Zeitpunkt 1 (Aufnahme) und 2 (Entlassung) sowie zum kurzfristigen Therapieerfolg gewonnen. Die Ergebnisse dieser Auswertung wurden genutzt, um einen Patientenfragebogen zu entwickeln (siehe Anhang 9.2). An die Entwicklung schloss sich die tatsächliche Nachverfolgung der Patienten an. Über vorhandene Kontaktdaten und teilweise unter Mithilfe der behandelnden Hausärzte wurde eine telefonische Befragung (Zeitpunkt 3, Follow-Up) der Patienten durchgeführt (siehe auch Abbildung 2-1).

2.4.2 Datenerhebungsbögen

Die Untersuchungsbefunde sowie die Verlaufsdokumentation der Patienten wurden im Hinblick auf die Ausprägung der Symptomatik und den Erfolg der therapeutischen Maßnahmen ausgewertet. Neben den Untersuchungsbefunden wurden Informationen aus dem von allen Patienten ausgefüllten „Deutschen Schmerzfragebogen" (DSF) der Deutschen Gesellschaft zum Studium des Schmerzes e.V. (DGSS) entnommen, systematisch geschah dies für die aktuelle Arbeits- und Lebenssituation sowie Items der psychischen Beurteilung. Hierunter fallen die Schmerzempfindungsskala (SES), der Pain Disability Index (PDI) und die Allgemeine Depressionsskala (ADS). Zur Erfassung wurde systematisch der entwickelte Bogen 1 (siehe Anhang 9.1) genutzt, um ein größtmögliches Maß der Vergleichbarkeit zu erreichen.

Zur Einschätzung des Tiefenschmerzes wurden der Schmerzcharakter und die Intensität anhand der im klinischen Alltag genutzten „Numerische Rating Skala" (NRS, Spanne 0-10, 0 = Schmerzfreiheit, 10 = stärkster vorstellbarer Schmerz) erhoben, jeweils in Ruhe und bei Belastung. Mit der NRS waren die Patienten vor der Behandlung vertraut gemacht worden. Unabhängig davon wurde das Vorhandensein einer Berührungsallodynie überprüft.

Mögliche Symptome abseits der Schmerzsymptomatik wurden durch insgesamt 38 Items aus den Bereichen Sensibilität, Neglect, Autonomes Nervensystem, Motorik, Gelenke, radiologische Veränderungen und Psyche erfasst (Auflistung siehe Anhang 9.1).

Nach Durchsicht aller Patientenakten wurde deutlich, dass aufgrund der großen Anzahl möglicher Symptome des CRPS eine Zusammenfassung in die Gruppen sensible Symptome, motorische Symptome, Gelenksymptome, Symptome des autonomen Nervensystems und psychische Symptome nötig war. Die Symptomkomplexe enthalten folgende in Tabelle 2-2 dargestellte Items und werden als positiv gewertet, sobald mindestens ein Item diagnostiziert wurde.

Sensible Symptome	Motorische Symptome	Gelenk-Symptome	Psychische Symptome	Autonome Symptome
Hyperästhesie	Muskelatrophie	Gelenksteifheit	Affektlabilität	Temperaturdifferenzen
	Willkürmotorik		Depressivität	Durchblutungsstörungen
Hypästhesie	Bewegungsumfang		Vorbestehende Depressivität	Sudomotorische Störungen
Dysästhesie	Tremor	Ankylose	Bagatellisierung Katastrophisierung	Ödem
	Koordinationsstörung		Autoaggressives Verhalten (Vernachlässigung)	Trophische Störungen
Parästhesie	Dystonie			Hautveränderungen
	Rigide Muskulatur		Auffälliger ADS-Wert	Verfärbungen

Tabelle 2-2: Zusammengefasste Symptomgruppen

Die Gruppe „radiologische Veränderungen" wurde nicht weiter berücksichtigt, da Befunde nur in Ausnahmefällen vorlagen.

Im Anschluss an die Sammlung der Daten aus den Patientenakten wurde ein Patientenfragebogen (Bogen 2, siehe Anhang 9.2) für eine telefonische Befragung der Patienten entworfen. Der Telefonbefragung wurde gegenüber der erneuten Einbestellung der teils weit entfernt lebenden Patienten der Vorzug gegeben, um eine Verbesserung der Compliance zu gewährleisten.

Das Hauptaugenmerk lag in der Entwicklung der Schmerzsymptomatik, sowohl der Allodynie als auch des Tiefenschmerzes. Die Entwicklung der sonstigen Symptomatik wurde ebenfalls erfragt, insbesondere eine Ausweitung der betroffenen Region.

Das Konzept der Telefonbefragung schränkt die Möglichkeiten einer Befundung besonders im Bereich der psychischen Symptomatik ein, auf eine Evaluation in diesem Bereich wurde verzichtet.

2.4.3 Statistische Auswertung

Für die statistische Auswertung wurde das Programm SPSS für Windows Version 13.0 verwendet.

Als Signifikanzniveaus wurden Fehlerwahrscheinlichkeiten von unter 5% (signifikant, $p<0,05$) und 1% (hoch signifikant $p<0,01$) zu Grunde gelegt.

Für die Errechnung der Signifikanzniveaus wurden verschiedene Tests verwendet. Der Wilcoxon-Vorzeichen-Rang-Test für verbundene Stichproben wurde für die Entwicklung der NRS-Werte zwischen Aufnahme, Entlassung und Follow-Up benutzt, da es sich hierbei um Merkmale mit einer ordinalen Abstufung handelt. Für die Beurteilung der Entwicklung des Bewegungsumfanges und des generalisierten Ödems wurde der Vorzeichentest verwandt, da Daten nur als subjektiver Vergleich zum Vorzustand vorlagen. Die weiteren Merkmale der Symptomatik wurden, sofern dies nötig war, für die Signifikanzberechnung in dichotome Form gebracht, um den McNemar-Test für verbundene Stichproben anwenden zu können.

Zum Vergleich der Verläufe von Neuromodulation und Neuroablation wurde der Mann-Whitney-U-Test verwendet.

3 Ergebnisse

3.1 Patientenkollektiv

Die zuerst dargestellten Ergebnisse beziehen sich auf die 42 Patienten, bei denen im Zeitraum der Studie ein CRPS Typ I oder II mit sympathisch unterhaltenem Schmerz diagnostiziert wurde (siehe auch 2.4).

Gesamtanzahl n=42	Anzahl Patienten	Anteil in %
Weiblich	36	85,71
Männlich	6	14,29
CRPS Typ I	32	76,19
CRPS Typ II	10	23,81
Obere Extremität	33	78,57
Untere Extremität	9	21,43

Tabelle 3-1: Häufigkeitsverteilung Patientendaten

Die genauen Patientenzahlen aufgeteilt nach Geschlecht, CRPS-Typ und -Lokalisation sind der Tabelle 3-1 zu entnehmen, die Verhältnisse der jeweils dichotomen Merkmale sind zusätzlich grafisch in den Tortendiagrammen der Abbildung 3-1 dargestellt. Es zeigen sich deutliche Ungleichgewichte zugunsten der Merkmale weiblich (85,71%), CRPS Typ I (76,19%) und obere Extremität (78,57%).

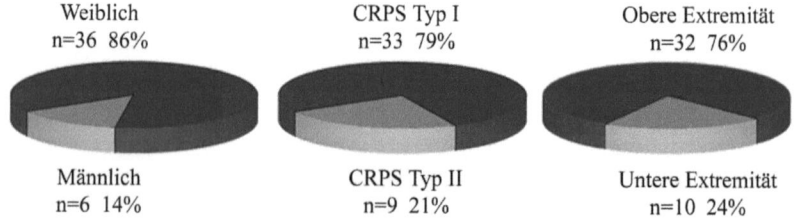

Abbildung 3-1: Grafische Darstellung dichotomer Patientendaten

Bei der Verteilung der Kombinationen dieser Merkmale über acht theoretische Konstellationen dominiert mit 54,76% deutlich die Kombination von weiblicher Patientin mit CRPS Typ I der oberen Extremität, die verbleibenden Patienten verteilen sich relativ gleichmäßig (n pro Gruppe im Mittel 3,8 ± 1,6, Median 5, Spanne 1-5, n=19) mit Ausnahme der Gruppen männlicher Patienten mit CRPS Typ II, welche leer bleiben (siehe Tabelle 3-2).
Tabelle 3-2

Weiblich				Männlich			
Typ I		Typ II		Typ I		Typ II	
obere Extremität	untere Extremität	obere Extremität	untere Extremität	obere Extremität	Untere Extremität		n=0
n=23	n=3	n=5	n=5	n=5	n=1		

Tabelle 3-2: Konstellationen Patientendaten

Für eine dezidierte Auswertung nach diesen Gruppen bilden die geringen Fallzahlen keine ausreichende Basis.

Das durchschnittliche Alter aller Patienten beträgt 49,26 ± 16,12 Jahre (Median 52, Spanne 24-80, n=42) bei Aufnahme, es ergeben sich keine Auffälligkeiten für bestimmte Konstellationen (Altersverteilung siehe Abbildung 3-2 und Tabelle 3-3).

n=42	Weiblich	Männlich
CRPS Typ I	51,04 ± 17,45 Jahre	46,83 ± 20,49 Jahre
	Median 55 Jahre	Median 37,5 Jahre
	Spanne 24-80 Jahre	Spanne 31-78 Jahre
	n=26	n=6
CRPS Typ II	46,1 ± 8,98 Jahre	Keine Angabe
	Median 47 Jahre	Keine Angabe
	Spanne 35-58 Jahre	Keine Angabe
	n=10	n=0

Tabelle 3-3: Durchschnittliche Altersverteilung nach Geschlecht und CRPS-Typ

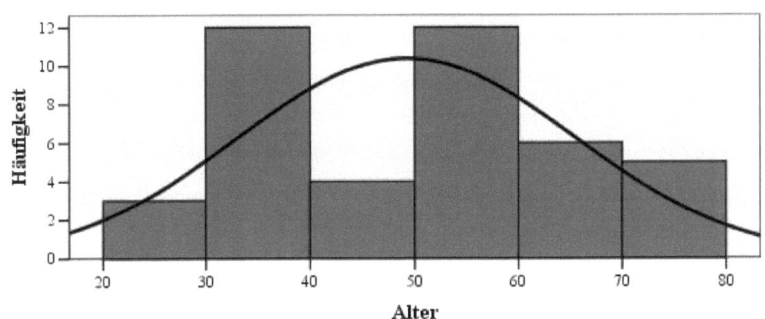

Abbildung 3-2: Histogramm Altersverteilung mit Normalverteilungskurve

Vom ersten Auftreten der Symptome bis zu Aufnahme in der Schmerzklinik waren durchschnittlich 23,32 ± 32,92 Wochen (Median 8, Spanne 1-164, n=42, siehe Abbildung 3-3) vergangen.

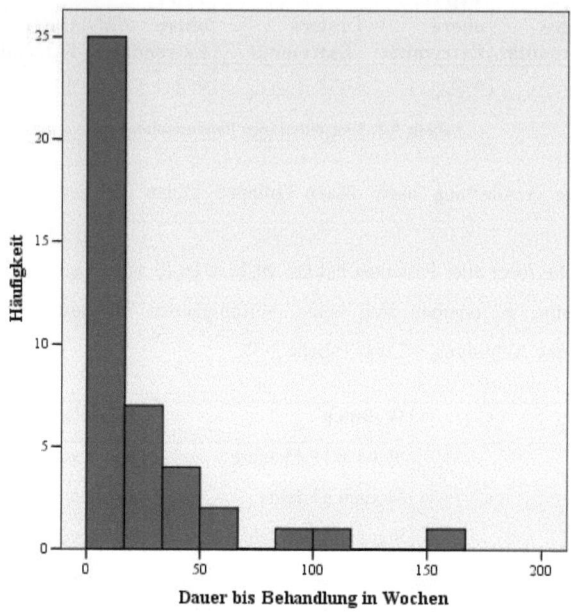

Abbildung 3-3: Histogramm der Dauer von Beginn der Erkrankung bis zur Behandlung im UKE

3.2 Symptomatik bei Aufnahme

3.2.1 Schmerz

Zwei verschiedene Schmerztypen wurden grundsätzlich unterschieden, zum einen der eher in der Tiefe empfundene Schmerz, zum anderen die Berührungs-Allodynie.

Bei Aufnahme litten 28 Patienten (90,3 % der Befunde) unter Berührungs-Allodynie.

Die Tiefenschmerzsymptomatik wurde mittels der Numerischen Rating Skala verifiziert. Dabei wird die Schmerzintensität durch den Patienten von 0-10 bewertet, 0 entspricht Schmerzfreiheit, 10 dem stärksten vorstellbaren Schmerz. Für jeden Zeitpunkt wurden jeweils zwei Werte erhoben, Schmerz in Ruhe (minimal) und bei Belastung (maximal).

Bei Aufnahme lag die Schmerzintensität bei durchschnittlich NRS 5,20 ± 2,59 (Median 5, Spanne 0-10, n=41), bei Belastung durchschnittlich NRS 7,93 ± 2,31 (Median 8, Spanne 0-10, n=42). Die Abbildung 3-4 enthält eine grafische Darstellung der Verteilung der Schmerzwerte bei Aufnahme.

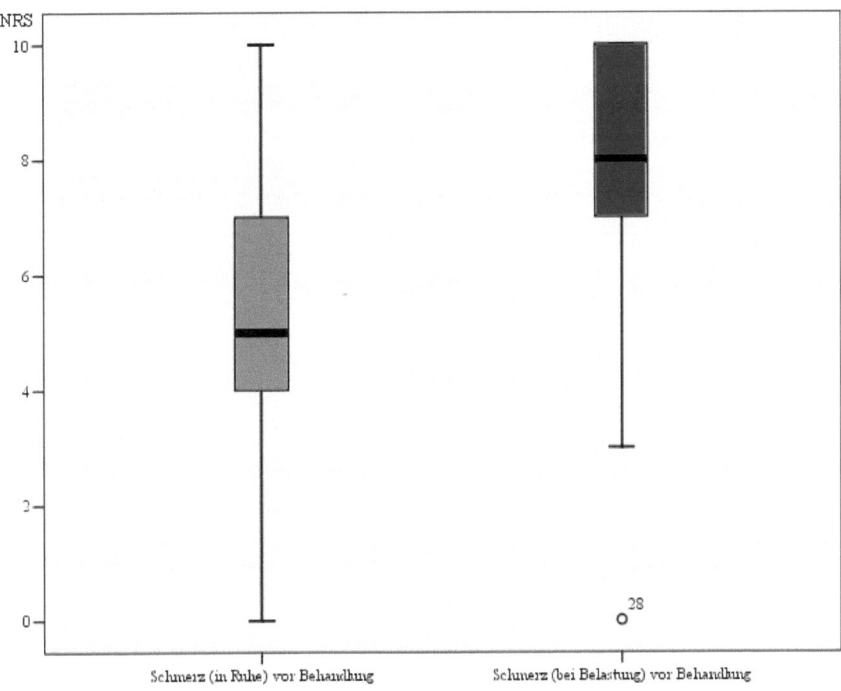

Abbildung 3-4: Boxplot der Schmerzintensität bei Aufnahme

3.2.2 Weitere Symptome

Die folgende Tabelle 3-4 bezieht sich auf die Häufigkeitsverteilung der verschiedenen Symptome bei Aufnahme. Zusätzlich wurden einzelne Symptome zur besseren Übersicht zu Gruppen aus den Bereichen Sensibilität, Neglect-artiges Syndrom, Autonomes Nervensystem, Motorik, Gelenkbeschwerden, Radiologische Veränderungen und Psyche zusammengefasst. Für einen positiven Befund in einer „generellen" Rubrik reicht ein positiver Befund (entsprechend einem vorhandenen Symptom) bei einem der Symptome aus diesem Symptomfeld aus. Zur Darstellung der Datenbasis ist in der zweiten Spalte jeweils die absolute Zahl der Befunde und deren Anteil am Gesamtkollektiv angegeben. In der dritten Spalte folgt dann die Prozentzahl der jeweils positiven Befunde. In der Spalte ganz rechts folgt der Anteil positiver Befunde bezogen auf das Gesamtkollektiv. Die Aussagekraft der jeweils positiven Befunde muss immer in Relation zur jeweiligen Datenbasis bewertet werden. Letztlich lassen sich allenfalls in den Symptom-*Gruppen* belastbare Zahlen ermitteln, die Informationen sind dementsprechend eher generelle Tendenzen. Es lässt sich erkennen, dass im untersuchten Kollektiv die autonomen und motorischen Symptome etwas häufiger auftraten als etwa Störungen der Sensibilität oder Beeinträchtigungen der Psyche.

	n / % von 42	positiver Befund in %	positiver Befund in % bezogen auf n=42
Sensible Symptome generell	31/73%	74,19	54,8
Hyperästhesie	22/52%	13,6	7,1
Hypästhesie	25/60%	48	28
Dysästhesie	22/52%	22,7	11,9
Parästhesie	25/60%	44	26,2
Neglect-artiges Syndrom	19/45%	21,05	9,5
Autonome Symptome generell	36/86%	94,44	81,0
Betroffene Seite wärmer	31/73%	41,94	31,0
Betroffene Seite kühler	31/73%	45,16	33,3
Durchblutungsstörungen	20/48%	70	33,3
Vermehrtes Schwitzen	16/38%	50	19,0
Vermindertes Schwitzen	16/38%	43,8	16,7
Generalisiertes Ödem	33/79%	93,94	73,8
Verändertes Haar- und/oder Nagelwachstum	25/60%	88	52,4
Hautveränderungen			
Trocken	22/52%	4,5	2,4
Wachsartig	22/52%	9,1	4,8
marmoriert	22/52%	72,7	38,1
Schuppig	22/52%	13,6	7,1
Livide	25/60%	84	50,0
Blass	25/60%	8,0	4,8
Rötlich	25/60%	8,0	4,8
Motorik generell	36/86%	94,44	81,0
Muskelatrophie	20/48%	60	28,6
Bewegungsumfang leicht eingeschränkt	35/83%	42,9	35,7
Bewegungsumfang stark eingeschränkt	35/83%	48,6	40,5
Tremor	19/45%	57,89	26,2

Tabelle 3-4a: Häufigkeitsverteilung Symptomatik bei Aufnahme (Fortsetzung nächste Seite)

Koordinationsstörung	19/45%	42,1	19,0
Dystonie	20/48%	15,0	7,1
Rigide Muskulatur	19/45%	36,8	16,7
Gelenkbeschwerden	15/36%	100	35,7
Radiologische Veränderungen generell	7/17%	85,71	14,3
Aktive Osteoporose	5/12%	80	9,5
Fleckförmige Entkalkung	6/14%	83,33	11,9
Milchige Osteoporose	4/10%	0	0
Psyche generell	25/60%	64	38,1
ADS auffällig	29/69%	41,38	28,6
Affektlabilität	23/55%	47,83	26,2
Körperwahrnehmungsstörung	20/48%	35	16,7
Depressivität			
Leicht	25/60%	20	11,9
Mittel	25/60%	12	7,1
Schwer	25/60%	16	9,5
Depressivität vor Erkrankung			
Leicht	23/55%	8,70	65,2
Mittel	23/55%	8,70	8,7
Schwer	23/55%	17,39	8,7
Bagatellisierung	20/48%	50	23,8
Katastrophisierung	20/48%	5	2,4
Autoaggressives Verhalten (Vernachlässigung)	20/48%	15	7,1

Tabelle 3-4b: Häufigkeitsverteilung Symptomatik bei Aufnahme (Fortsetzung)

3.3 Therapiemethoden

Die Blockade des Sympathikus wurde auf zwei verschiedene Arten durchgeführt, bevorzugt durch die CT-gestützte Anlage eines Katheters an den Grenzstrang (sog. „Grenzstrangkatheter" GSK, n=36, 85,71 %), in 6 Fällen durch eine Serie therapeutischer Blockaden ohne perkutane Katheterimplantation (Stellatumblockade, 14,29 %).

Zur Blockade über den Katheter wurde Ropivacain 0,2% mit einer Flussrate von 10ml/h verwendet, sofern keine Kontraindikation für das Medikament bestand.

Die mittlere Verweildauer der Katheter lag bei 8,76 ± 5,34 Tagen (Median 7, Spanne 3-32, n=35).

Zusätzlich zur kontinuierlichen Infusion erhielten 24 Patienten über den Katheter Bolusgaben, so genannte Top-Ups mit 10ml Ropivacain 1%, im Mittel 2,54 ± 1,96 Mal (Median 2, Spanne 0-7). Die Anzahl der therapeutischen Blockaden lag im Mittel bei 9 ± 3,10 (Median 10, Spanne 4-13), verwendet wurden in allen Fällen 10ml Ropivacain 1%.

Nach der Behandlung wurde die Möglichkeit einer stattgehabten Neuromodulation überprüft, also eines anhaltenden Therapieerfolgs ohne weitere Applikation von Lokalanästhetikum an den Grenzstrang. Eine Neuromodulation wurde in 52,38% der Fälle erreicht (n=22), so dass hier eine Neuroablation mittels Ethanol nicht erforderlich war.

Bei Wiederauftreten der Schmerzen nach Beendigung der kontinuierlichen perkutanen Sympathikusblockade wurde mit Einverständnis des Patienten eine Neurodestruktion mit 80,75%igem Ethanol durchgeführt, dies geschah bei 20 Patienten (47,62%), bei 2 Patienten (4,76%) wurde die Neurodestruktion bei nicht ausreichendem initialen Ansprechen wiederholt.

Zwischen den Patienten mit und ohne Neuroablation ergab sich weder beim Ruheschmerz (Reduktion Neuromodulation/Neuroablation 4,39/4,75, p=0,70) noch beim Belastungsschmerz (Reduktion Neuromodulation/Neuroablation 6,65/5,32, p=0,13) ein signifikanter Unterschied beim Vergleich der Aufnahme und Entlassungswerte (Tabelle 3-5).

Alle Wert NRS Mittelwerte	Ruhe		Reduktion Ruhe	Belastung		Reduktion Belastung
	prä	post		prä	post	
Neuromodulation	5,28	0,89	4,39	8,25	1,60	6,65
Neuroablation	6,31	1,56	4,75	8,05	2,74	5,32
p-Werte			p=0,70			p=0,13
			n=34			n=39

Tabelle 3-5: Vergleich der kurzfristigen NRS-Reduktion bei Neuromodulation und Neuroablation

Bei der Befragung der Patienten wurde über den aktuellen Status hinaus auch die Inanspruchnahme von Physio- und Psychotherapie seit der Entlassung erhoben. 37,5% der Patienten hatten nach Abschluss der stationären Behandlung noch Physiotherapie, im Schnitt für 16,67 ± 10,39 Monate (Median 15, Spanne 5-36).

Eine einzige Person befand sich zum Zeitpunkt der Befragung noch in psychotherapeutischer Behandlung, lediglich in einem weiteren Fall war die psychotherapeutische Behandlung nach Entlassung fortgesetzt worden.

3.4 Unerwünschte Wirkungen

Unter den Patienten der Studienpopulation kam es in einem Fall zu einer Infektion der Eintrittsstelle des Grenzstrangkatheters. Der Katheter wurde daraufhin entfernt, es war zu diesem Zeitpunkt bereits eine befriedigende Schmerzlinderung erzielt worden.

In drei Fällen wurde eine Neuanlage des Katheters erforderlich, da die Kontrollbildgebung bei nachlassendem Effekt eine Dislokation der Katheterspitze gezeigt hatte.

3.5 Symptomverlauf

Die Auswirkungen der Behandlung wurden erhoben bei Entlassung der Patienten sowie zum Zeitpunkt des Follow-Up, daraus ergeben sich der kurz- und langfristige Verlauf. Der kurzfristige Verlauf bezieht sich auf das gesamte Patientenkollektiv (n=42), beim langfristigen Verlauf reduziert sich diese Zahl um die nicht mehr erreichbaren Patienten auf n=28. Die angegebenen Prozentzahlen beziehen sich - sofern nicht explizit angegeben - auf die Patientenzahl des jeweiligen Beobachtungszeitraums.

3.5.1 Kurzfristiger Verlauf

Eine Wirkung der Grenzstrangblockade in Form einer Schmerzlinderung oder eines vergrößerten Bewegungsumfanges wurde im Mittel nach $0,17 \pm 0,58$ (Median 0, Spanne 0-3) Tagen erreicht, also noch am Behandlungstag (n=30).

Eine Wirkung der Neurodestruktion in Form einer Schmerzlinderung oder eines vergrößerten Bewegungsumfanges konnte bei 17 Patienten nach durchschnittlich $0,12 \pm 0,32$ (Median 0, Spanne 0-1) Tagen beobachtet werden, also ebenfalls noch am Behandlungstag (n=20).

Bei den beschriebenen Wirkungen handelt es sich um den durch den Patienten bemerkten Beginn eines Behandlungseffektes, die maximalen stabilen Schmerzwerte werden im Folgenden genauer beschrieben:

3.5.1.1 Schmerz

Allodynie

3 Patienten haben zu keinem Zeitpunkt eine Allodynie angegeben, die Fallzahl reduziert sich daher für dieses Merkmal auf n=39. Bei 14 Patienten lagen keine ausreichenden Daten vor. Ein lindernder Einfluss auf die Berührungsallodynie wurde bei 24 Patienten (87,18%) dokumentiert, davon bei 9 Patienten (23,08%) ein völliges Abklingen. Die Tendenz zur Linderung ist hoch signifikant ($p<0,01$).

Ruheschmerz

Die individuellen Werte sind Tabelle 3-6 zu entnehmen. Die Verteilung der prozentualen Entwicklung stellt das Tortendiagramm in Abbildung 3-5 dar.

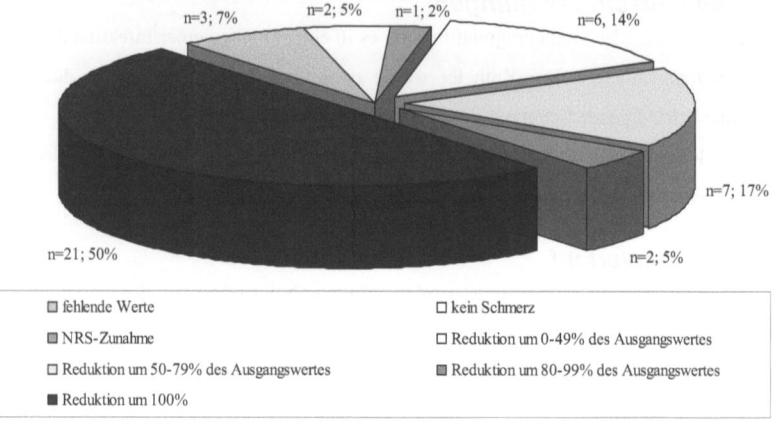

Abbildung 3-5: Verteilung der prozentualen Ruheschmerzentwicklung

Betrachtet man das gesamte Kollektiv, wurde bei einem Patienten (2%) eine Schmerzzunahme beobachtet, bei 14% konnte eine Reduktion um bis zu 49% des Ausgangswertes erzielt werden, bei weiteren 17% und 5% um 50-79% bzw. 80-99% des Ausgangswertes und 50% der Patienten konnten ohne Ruheschmerz entlassen werden. Im Mittel betrug die Linderung 35,18% des Ausgangswertes, dies entsprach einem absoluten Wert von im Mittel 4,08 ± 2,77 NRS-Punkten (Median 4,0, Spanne -4-10). Die Änderung der Ruheschmerzwerte von Aufnahme zu Entlassung ist hoch signifikant ($p<0,01$).

Die Verteilung der absoluten Schmerzwerte im Vergleich vor und nach Behandlung zeigt eine deutliche Verschiebung von einer breiten Streuung vor der Behandlung hin zu einer Häufung (23 Patienten) bei null mit einem weiteren Gipfel von 7 Patienten bei einem Wert von nur zwei NRS-Punkten. Die absoluten Werte mit ihren Häufigkeiten sind im Vergleich vor und nach Intervention jeweils als Histogramm in Abbildung 3-6 dargestellt, die Entwicklungen als absolute Änderung der NRS-Werte und deren Häufigkeit im Gesamtkollektiv in Abbildung 3-7.

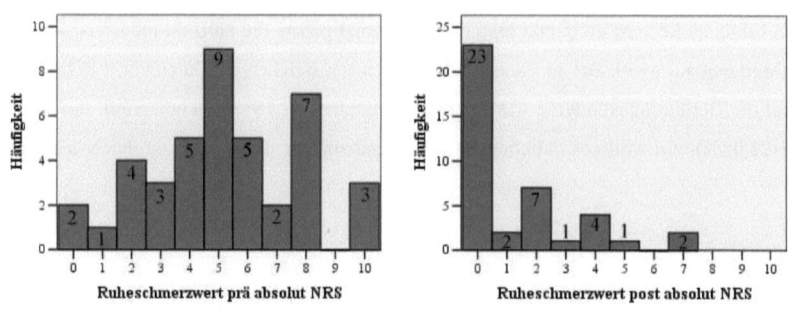

Abbildung 3-6:
Vergleich der absoluten NRS-Ruheschmerzwerte vor (prä) und nach (post) Intervention

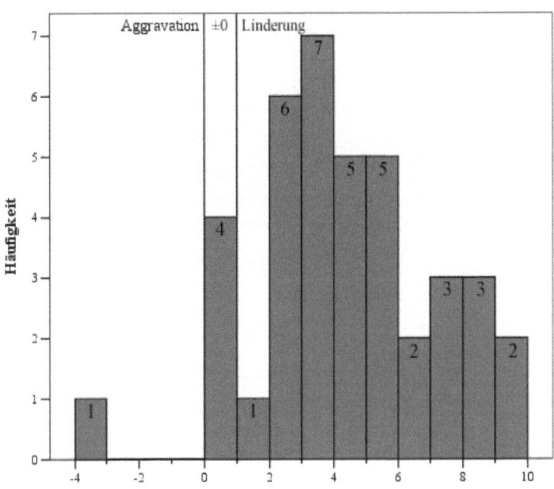

Abbildung 3-7: Histogramm Entwicklung der absoluten Ruhe-NRS-Werte nach Intervention (±0 Säule enthält 2 Patienten ohne Ruheschmerz)

Es folgt eine differenzierte Betrachtung der Verläufe:

Zwei der Patienten klagten nicht über Ruheschmerz, die Fallzahl reduziert sich daher auf n=40 für dieses Merkmal, die prozentualen Angaben zu den Untergruppen beziehen sich auf die niedrigere Zahl. Für drei Fälle (7,5%) liegt einer der Werte nicht vor. In einem Fall (2,5%) kam es während des stationären Aufenthalts zu einer Schmerzzunahme auf 500% des Ausgangswertes, dies entsprach einem Zuwachs von 4 NRS-Punkten und einem Entlassungswert von 5.

In zwei Fällen (5%) blieb der Schmerzwert während der Behandlung unverändert bei im Mittel 3 ± 1 NRS Punkten (Median 3, Spanne 2-4).

In den verbleibenden 34 Fällen (85%) konnte eine Reduktion um im Mittel 82,30% des Ausgangswertes erreicht werden, dies entsprach einer Abnahme um im Mittel 4,56 ± 2,33 NRS Punkte (Median 4, Spanne 1-10). Bei Entlassung lag der absolute NRS-Wert im Mittel bei 1,21 ± 1,97 (Median 0, Spanne 0-7).

Die Patienten mit NRS-Reduktion lassen sich weiter aufschlüsseln in 32 Patienten (80%) mit einer Reduktion ≥30% des Ausgangswertes, 30 Patienten (75%) mit einer Reduktion ≥50% und 23 Patienten (57,50%) mit einer Reduktion ≥80%. 21 Patienten (52,50%) konnten ohne Ruheschmerz (NRS=0) entlassen werden, für 33 Patienten (82,50%) war die NRS bei Entlassung ≤3.

Patienten.-Nr.	Ruheschmerz präinterventionell	Ruheschmerz postinterventionell	Differenz	Linderung prozentual zum Ausgangswert
1	6	2	4	66,67
2	8	0	8	100,00
3	8	4	4	50,00
4	5	0	5	100,00
5	2	0	2	100,00
6	8	2	6	75,00
7	10	0	10	100,00
8	3	0	3	100,00
9	5	0	5	100,00
10	6	3	3	50,00
11	7	0	7	100,00
12	2	0	2	100,00
13	10	1	9	90,00
14	0	0	0	n.b.
15	4	2	2	50,00
16	4	0	4	100,00
17	7	0	7	100,00
18	3	0	3	100,00
19	3	0	3	100,00
20	4	0	4	100,00
21	0	0	0	n.b.
22	8	7	1	12,50
23	5	k.A.	k.A.	k.A.
24	8	0	8	100,00
25	6	4	2	33,33
26	k.A.	2	k.A.	n.b.
27	5	0	5	100,00
28	2	2	0	0,00
29	8	1	7	87,50
30	5	k.A.	k.A.	n.b.
31	5	2	3	60,00
32	4	0	4	100,00
33	5	0	5	100,00
34	5	0	5	100,00
35	10	7	3	30,00
36	5	2	3	60,00
37	6	0	6	100,00
38	1	5	-4	-500,00
39	4	4	0	0,00
40	2	0	2	100,00
41	8	0	8	100,00
42	6	4	2	33,33
Mittelwert	5,20	1,35	4,08	35,18
Std.-Abw.	2,59	1,98	2,77	84,71
Median	5	0	4,00	0,00
Spanne	0-10	0-7	-4-10	-500-100

Tabelle 3-6: Kurzfristiger Verlauf der Intensität der Ruheschmerzen
(n.b.=nicht berechenbar, k.A.=keine Angaben)

Aufgeschlüsselt nach Geschlecht ergibt sich für die 33 weiblichen Fälle eine Linderung von im Mittel 3,94 ± 2,84 Punkten auf der NRS-Skala (Median 4, Spanne -4-9), für die 6 männlichen Fälle eine Linderung von im Mittel 3,5 ± 3,39 Punkten auf der NRS-Skala (Median 3, Spanne 0-10), der Unterschied zwischen weiblichen und männlichen Werten ist nicht signifikant (p=0,45).

Im Vergleich der CRPS-Typen zeigte der Typ I (n=30) eine Linderung von im Mittel 4,1 ± 2,88 Punkten auf der NRS-Skala (Median 4, Spanne -4-10), der Typ II (n=9) zeigte eine Linderung von im Mittel 3,11 ± 2,93 Punkten auf der NRS-Skala (Median 2 Spanne 0-9), der Unterschied ist nicht signifikant (p=0,13).

Im Bereich der oberen Extremität (n=30) konnte eine Linderung von im Mittel 3,87 ± 2,97 Punkten auf der NRS-Skala (Median 4, Spanne -4-10) erreicht werden, an der unteren Extremität (n=9) von im Mittel 3,89 ± 2,76 Punkten auf der NRS-Skala (Median 3, Spanne 0-9), der Unterschied ist nicht signifikant (p=0,86)

Belastungsschmerz

Die individuellen Werte sind Tabelle 3-7 zu entnehmen. Die Verteilung der prozentualen Entwicklung stellt das Tortendiagramm in Abbildung 3-8 dar. Die absoluten Werte mit ihren Häufigkeiten sind im Vergleich vor und nach Intervention jeweils als Histogramm in Abbildung 3-9 dargestellt, die Entwicklungen als absolute Änderung der NRS-Werte und deren Häufigkeit im Gesamtkollektiv in Abbildung 3-10.

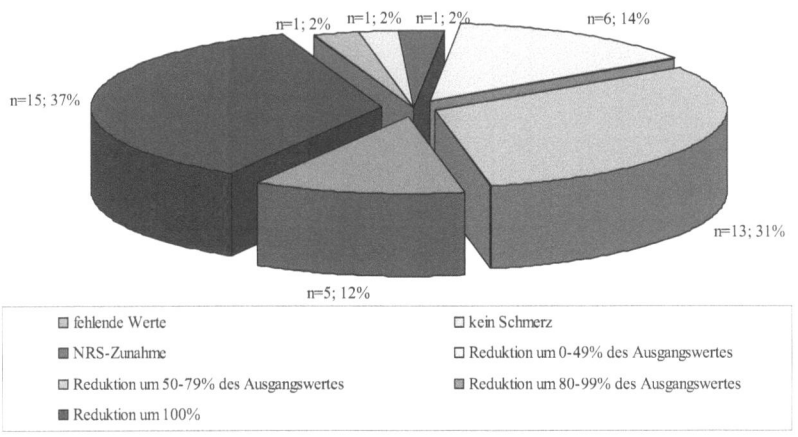

Abbildung 3-8: Verteilung der prozentualen Belastungsschmerzentwicklung

Betrachtet man das gesamte Kollektiv, wurde bei einem Patienten (2%) eine Schmerzzunahme beobachtet, bei 14% konnte eine Reduktion um bis zu 49% des Ausgangswertes erzielt werden, bei weiteren 31% und 12% um 50-79% bzw. 80-99% des Ausgangswertes und 37% der Patienten konnten ohne Belastungsschmerz entlassen werden. Im Mittel betrug die Linderung 28,14% des Ausgangswertes, dies entsprach einem absoluten Wert von im Mittel 5,83 ± 2,69 NRS-Punkten (Median 6,0, Spanne -1-10). Die Änderung der Belastungsschmerzwerte von Aufnahme zu Entlassung ist hoch signifikant (p<0,01).

Die Verteilung der absoluten Schmerzwerte im Vergleich vor und nach Behandlung zeigt eine Umkehr des Verteilungsmusters von einer Häufung im hohen NRS-Bereich (7-10 NRS-Punkte) vor der Behandlung hin zu einer Häufung im mittleren Bereich (3-6 NRS-Punkte) und einem Maximum von 16 Patienten bei null nach der Behandlung.

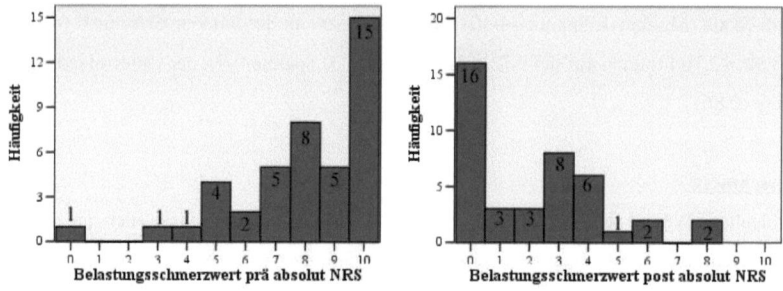

Abbildung 3-9:
Vergleich der absoluten NRS-Belastungsschmerzwerte vor (prä) und nach (post) Intervention

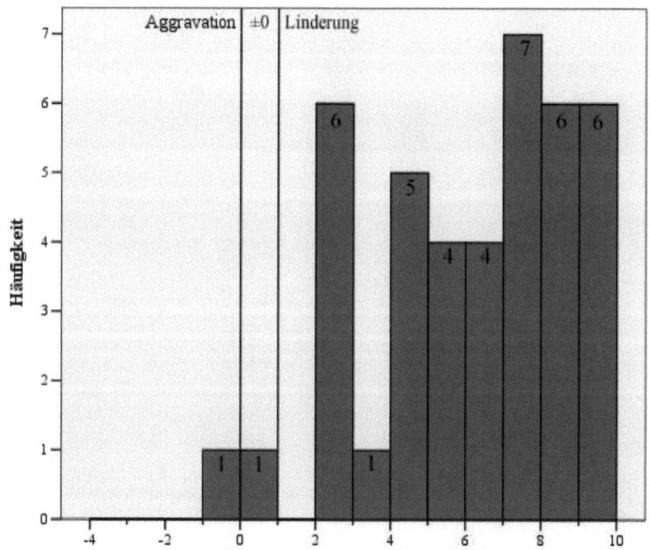

Abbildung 3-10: Histogramm Entwicklung der absoluten Belastungs-NRS-Werte nach Intervention (Die ±0 Säule entspricht dem Patienten ohne Belastungsschmerz)

Es folgt eine differenzierte Betrachtung der Verläufe:

Ein Patient hatte keinen Belastungsschmerz, die Fallzahl reduziert sich daher für dieses Item, die prozentualen Angaben zu den Untergruppen beziehen sich auf n=41. In einem Fall (2,44%) lag kein Wert zum Behandlungsende vor.

Ein Patient (2,44%) berichtete über eine Schmerzzunahme um 20% (1 NRS-Punkt) auf einen Wert von 6.

In 39 Fällen (95,12%) konnte eine Reduktion um im Mittel 74,21% des Ausgangswertes erreicht werden, dies entsprach einer Abnahme um im Mittel 6,0 ± 2,52 NRS Punkte (Median 6, Spanne 2-10), dieser Unterschied ist hoch signifikant (p<0,01). Bei Entlassung lag der absolute NRS-Wert bei im Mittel 2,15 ± 2,24 (Median 2, Spanne 0-8).

Die Patienten mit NRS-Reduktion lassen sich weiter aufschlüsseln in 35 Patienten (85,37%) mit einer Reduktion der Schmerzintensität um ≥30% des Ausgangswertes, 33 Patienten (80,49%) mit einer Reduktion ≥50% und 20 Patienten (48,78%) mit einer Reduktion ≥80%. 15 Patienten (36,59%) konnten ohne Belastungsschmerz (NRS=0) entlassen werden, für 33 Patienten (73,17%) war die NRS bei Entlassung ≤3.

Patienten.-Nr.	Belastungsschmerz präinterventionell	Belastungsschmerz postinterventionell	Differenz	Linderung prozentual zum Ausgangswert
1	7	3	4	57,14
2	9	0	9	100,00
3	9	4	5	55,56
4	8	0	8	100,00
5	7	1	6	85,71
6	9	3	6	66,67
7	9	4	5	55,56
8	3	0	3	100,00
9	7	0	7	100,00
10	6	4	2	33,33
11	9	0	9	100,00
12	8	0	8	100,00
13	10	2	8	80,00
14	0	0	0	0
15	10	2	8	80,00
16	8	1	7	87,50
17	10	3	7	70,00
18	10	0	10	100,00
19	4	0	4	100,00
20	8	0	8	100,00
21	7	5	2	28,57
22	10	8	2	20,00
23	5	6	-1	-20,00
24	10	3	7	70,00

Tabelle 3-7a: Kurzfristiger Belastungsschmerzverlauf (negative Werte entsprechen einer Aggravation, k.A.=keine Angaben, n.b.=nicht berechenbar, Fortsetzung nächste Seite)

25	10	4	6	60,00
26	8	3	5	62,50
27	10	0	10	100,00
28	5	3	2	40,00
29	10	3	7	70,00
30	10	k.A	n.b.	n.b.
31	6	2	4	66,67
32	5	0	5	100,00
33	7	0	7	100,00
34	10	0	10	100,00
35	10	8	2	20,00
36	10	3	7	70,00
37	8	0	8	100,00
38	8	6	2	25,00
39	8	4	4	50,00
40	5	1	4	80,00
41	10	0	10	100,00
42	10	4	6	60,00
Mittelwert	7,93	2,20	5,83	28,14
Std.-Abw.	2,31	2,29	2,69	29,77
Median	8	2	6,00	25
Spanne	0-10	0-8	-1-10	-20-100

Tabelle 3-7b: Kurzfristiger Belastungsschmerzverlauf (Fortsetzung, negative Werte entsprechen einer Aggravation, k.A.=keine Angaben, n.b.=nicht berechenbar)

Aufgeschlüsselt nach Geschlecht ergibt sich für die 35 weiblichen Fälle eine Linderung von im Mittel 5,91 ± 2,91 Punkten auf der NRS-Skala (Median 7, Spanne -1-10), für die 6 männlichen Fälle eine Linderung von im Mittel 4,33 ± 2,07 Punkten auf der NRS-Skala (Median 4, Spanne 2-8), der Unterschied ist nicht signifikant (p=0,16).

Im Vergleich der CRPS-Typen zeigte der Typ I (n=31) eine Linderung von im Mittel 5,84 ± 2,68 Punkten auf der NRS-Skala (Median 6, Spanne 0-10), der Typ II (n=10) zeigte eine Linderung von im Mittel 5,2 ± 3,39 Punkten auf der NRS-Skala (Median 6 Spanne -1-10), der Unterschied ist nicht signifikant (p=0,67)

Im Bereich der obere Extremität (n=32) konnte eine Linderung von im Mittel 5,56 ± 2,95 Punkten auf der NRS-Skala (Median 6, Spanne -1-10) erreicht werden, an der unteren Extremität (n=9) von im Mittel 6,11 ± 2,52 Punkten auf der NRS-Skala (Median 7, Spanne 2-10), der Unterschied ist nicht signifikant (p=0,68).

Abschließend sind die kurzfristigen Entwicklungen von Ruhe und Belastungsschmerz des gesamten Kollektivs grafisch dargestellt in Abbildung 3-11, die Unterschiede sind jeweils hoch signifikant ($p<0,01$).

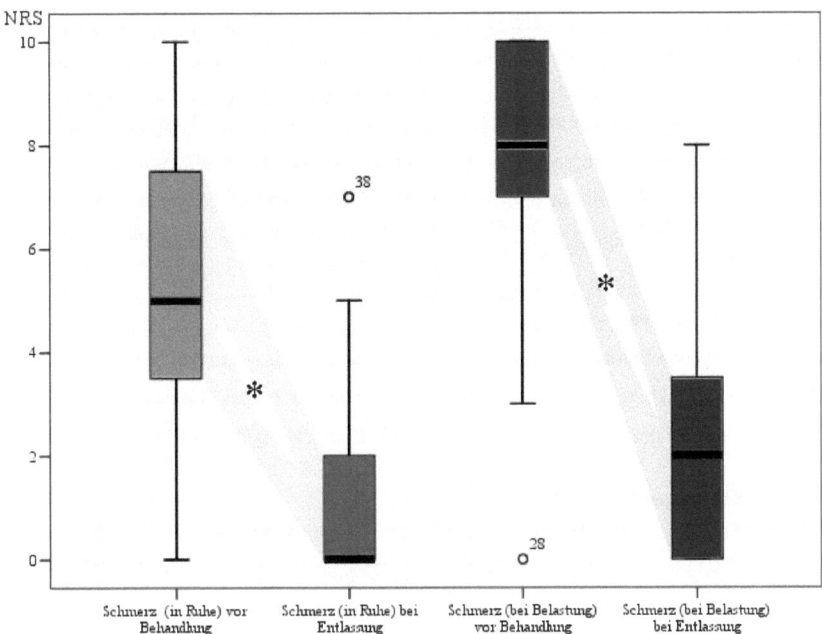

Abbildung 3-11: Boxplot der NRS-Schmerzwerte vor und nach Behandlung
(*=hoch signifikant (p<0,01), o=Ausreißerwerte mit Patientennummer)

3.5.1.1.1 Verlaufskonstellationen

Die dargestellten Werte für Ruhe- und Belastungsschmerz berücksichtigen in dieser Form nicht die Bindung zu je einem Wertpaar pro Patient.

Ein Patient (2,38%) hatte weder Ruhe- noch Belastungsschmerz, ein weiterer Patient (2,38%) ausschließlich Belastungsschmerz. Bei zwei Patienten (7,14%) hatte die Behandlung ausschließlich einen Effekt auf den Belastungsschmerz.

Bei den verbleibenden Patienten wurde der Ruheschmerz in 12 (28,58%) der Fälle um im Mittel 18,60 ± 10,51% (Median 15,48, Spanne 8,33-44,44) stärker beeinflusst, dies entsprach einem Unterschied von im Mittel 0 ± 2,20 Punkten auf der NRS-Skala (Median 0, Spanne -4-5). In 7 Fällen (16,67%) wurde der Belastungsschmerz um im Mittel 16,15 ± 10,20% (Median 10, Spanne 5,56-30) stärker beeinflusst, dies entsprach einem Unterschied von im Mittel 3,33 ± 1,80 NRS-Punkten (Median 4, Spanne 1-6).

Sonstige Symptomatik

Als weitere Verlaufsparameter wurden die Entwicklung des Ödems und der aktive Bewegungsumfang beurteilt.

31 Patienten hatten bei Aufnahme ein generalisiertes Ödem, zum Verlauf liegen bei 24 Patienten Daten vor, in 22 Fällen zeigte sich eine Abnahme, in zwei Fällen war dieses Symptom zum Behandlungsende nicht mehr nachweisbar. Das Ausmaß des Ödems wurde zu keinem Zeitpunkt quantitativ erfasst. Die Tendenz zur Abnahme des Ödems war hoch signifikant ($p<0,01$).

Der aktive Bewegungsumfang war bei 3 Patienten nicht eingeschränkt gewesen, die Fallzahl verringert sich für dieses Merkmal daher auf $n=39$. In 7 Fällen lagen keine Daten vor, bei 23 Patienten konnte der Bewegungsumfang im Verlauf vergrößert werden, in 7 Fällen wurde sogar ein normales Niveau erreicht, auch hier wurden die Befunde nicht quantifiziert. Die Tendenz zu einer Vergrößerung des Bewegungsumfanges ist hoch signifikant ($p<0,01$).

Eine komplette Neubefundung aller anderen Symptome aus den Bereichen Sensibilität, autonome Dysfunktion, Gelenkbeteiligung, Neglect und Psyche nach der Behandlung wurde nicht durchgeführt, da sich dort nach kurzer Zeit noch keine Entwicklung absehen lässt.

3.5.2 Langfristiger Verlauf

Der langfristige Verlauf bezieht sich auf die Patienten, die im Rahmen der Nachverfolgung erreicht werden konnten ($n=28$). Es wurden anhand der Ergebnisse des Follow-Ups zwei Zeiträume untersucht:

1. Die Entwicklung der Erkrankung von der Aufnahme hin zum Follow-Up (3.5.2.1)
2. Die Entwicklung zwischen Entlassung und Follow-Up (3.5.2.2)

3.5.2.1 Zeitraum Aufnahme – Follow-Up

Das Follow-Up wurde von Juni bis September 2007 durchgeführt. Durch die unterschiedlichen Behandlungsdaten ergeben sich individuelle Beobachtungszeiträume. Im Mittel betrug die Zeit zwischen Entlassung und dem Follow-Up $31 \pm 32{,}56$ Monate (Median 23, Spanne 1-114).

3.5.2.1.1 Schmerz

Allodynie

Ein Patient hat nie Allodynie gehabt, die Fallzahl reduziert sich daher für dieses Merkmal auf $n=27$. Bei 5 Patienten lagen keine Verlaufsdaten zur Allodynie vor.
Im Vergleich zwischen Aufnahmen und Follow-Up ergab sich für 15 Patienten eine immer noch vorhandene Allodynie, ein Patient entwickelte zusätzlich ein Allodynie, bei 6 Patienten verschwand sie. Diese Veränderung ist nicht signifikant ($p=0{,}13$).

Ruheschmerz

Die individuellen Werte sind Tabelle 3-8 zu entnehmen. Betrachtet man alle nachverfolgten Patienten über den gesamten Beobachtungszeitraum, ergab sich eine Reduktion des Ruheschmerzes

um im Mittel 24,73% des Ausgangswertes, diese entsprach im Mittel 2,12 ± 3,13 Punkten auf der NRS-Skala (Median 2,0, Spanne -4-8) auf einen absoluten Wert von im Mittel 3,78 ± 2,74 (Median 4, Spanne 0-10). Dies ist ein hoch signifikanter Unterschied (p<0,01)
Es folgt eine differenzierte Betrachtung:
Ein Patient klagte nicht über Ruheschmerz, die Fallzahl verringert sich daher für dieses Merkmal auf n=27. Für einen Patienten lag kein Befund zum Ruheschmerzwert bei Aufnahme vor.
Bei 4 Patienten (14,81%) kam es beim Vergleich der NRS-Werte im Beobachtungszeitraum von Aufnahme bis zum Follow-Up zu einer prozentualen Zunahme um im Mittel 51,25% des Aufnahmewerts. Dies entsprach einer Aggravation der Ruheschmerzen um im Mittel 2,5 ± 1,29 NRS-Punkte (Median 2,5, Spanne 1-4). Der absolute NRS-Mittelwert lag zum Zeitpunkt des Follow-Up in dieser Gruppe bei 7,75 ± 2,22 (Median 8, Spanne 5-10).
6 Patienten (22,22%) gaben beim Follow-Up einen Schmerzwert an, der dem des Aufnahmebefunds entsprach. Der NRS-Mittelwert lag bei 4,57 ± 1,76 Punkten (Median 5, Spanne 2-7).
16 Patienten (59,26%) berichteten über eine Linderung der Ruheschmerzen um im Mittel 64,28% des Ausgangswertes vor der Behandlung. Dies entsprach einer Senkung des NRS-Wertes um im Mittel 4,06 ± 2,27 Punkte (Median 4, Spanne 1-8) auf einen absoluten NRS-Mittelwert bei Follow-Up von 2,44 ± 2,16 Punkten (Median 2,5, Spanne 0-6).
Für 10 dieser 16 Patienten (37,04%) ergab sich eine Linderung des Ruheschmerzes um mehr als 50% des Ausgangswertes
6 Patienten (22,22%) in dieser Gruppe hatten eine dauerhafte Reduktion des NRS-Wertes in Ruhe um mehr als 80% des Ausgangswertes, für 5 (18,52%) Patienten der Gruppe konnte Schmerzfreiheit in Ruhe dauerhaft erreicht werden.
Aufgeschlüsselt nach Geschlecht ergibt sich für die 25 weiblichen Fälle eine Linderung von im Mittel 2,08 ± 3,01 Punkten auf der NRS-Skala (Median 2, Spanne -4-8), für die 2 männlichen Fälle eine Linderung von im Mittel 1,5 ± 6,36 Punkten auf der NRS-Skala (Median 3, Spanne -3-6), der Unterschied zwischen weiblichen und männlichen Patienten ist nicht signifikant (p=0,89).
Im Vergleich der CRPS-Typen zeigte der Typ I (n=20) eine Linderung von im Mittel 2,1 ± 3,32 Punkten auf der NRS-Skala (Median 2,5, Spanne -4-8), der Typ II (n=7) zeigte eine Linderung von im Mittel 1,86 ± 2,85 Punkten auf der NRS-Skala (Median 1 Spanne 0-8), der Unterschied zwischen den CRPS Typen ist nicht signifikant (p=0,79).
Im Bereich der obere Extremität (n=21) konnte eine Linderung von im Mittel 1,95 ± 3,23 Punkten auf der NRS-Skala (Median 2, Spanne -4-8) erreicht werden, an der unteren Extremität (n=6) von im Mittel 2,33 ± 3,14 Punkten auf der NRS-Skala (Median 1, Spanne 0-8), der Unterschied ist nicht signifikant (p=0,86).

Zwischen Patienten mit Neuromodulation und Neuroablation ergaben sich keine signifikanten Unterschiede im Einfluss auf Ruhe- (p=0,32) oder Belastungsschmerz (p=0,83).

Patienten.-Nr.	Ruhe-schmerz präinter-ventionell	Ruhe-schmerz postinter-ventionell	Ruhe-schmerz F-U	Differenz prä zu post	Linderung prä zu post prozentual vom prä-Wert	Differenz prä zu F-U	Linderung prä zu F-U prozentual vom prä-Wert	Differenz post zu F-U	Linderung post zu F-U prozentual vom post-Wert
1	6	2	0	4	66,67	6	100,00	2	100,00
2	8	0	0	8	100,00	8	100,00	0	n.b.
3	8	4	5	4	50,00	3	37,50	-1	-25,00
4	5	0	5	5	100,00	0	0,00	-5	n.b.
7	9	0	3	9	100,00	6	66,67	-3	n.b.
9	5	0	4	5	100,00	1	20,00	-4	n.b.
12	2	0	2	2	100,00	0	0,00	-2	n.b.
13	9	1	1	8	88,89	8	88,89	0	0,00
14	0	0	0	0	n.b.	0	n.b.	0	n.b.
15	4	2	7	2	50,00	-3	-75,00	-5	-250,00
16	4	0	0	4	100,00	4	100,00	0	n.b.
17	7	0	3	7	100,00	4	57,14	-3	n.b.
18	3	0	2	3	100,00	1	33,33	-2	n.b.
22	8	7	6	1	12,50	2	25,00	1	14,29
24	9	0	6	9	100,00	3	33,33	-6	n.b.
25	6	4	4	2	33,33	2	33,33	0	0,00
26	k.A.	2	7	n.b.	n.b	n.b	n.b	-5	-250,00
27	5	0	5	5	100,00	0	0,00	-5	n.b.
28	2	2	2	0	0,00	0	0,00	0	0,00
33	5	0	5	5	100,00	0	0,00	-5	n.b.
34	5	0	9	5	100,00	-4	-80,00	-9	n.b.
35	9	7	3	2	22,22	6	66,67	4	57,14
36	5	2	0	3	60,00	5	100,00	2	100,00
37	6	0	2	6	100,00	4	66,67	-2	n.b.
38	2	5	0	-3	-150,00	2	100,00	5	100,00
39	4	4	5	0	0,00	-1	-25,00	-1	-25,00
41	8	0	10	8	100,00	-2	-25,00	-10	n.b.
42	6	4	6	2	33,33	0	0,00	-2	-50,00
Mittelwert	5,77	1,70	3,78	4,08	59,54	2,12	24,73	-2,07	-27,60
Median	5,50	0,00	4,00	4,00	100,00	2,00	25,00	-2,00	0,00
Std.-Abw.	2,21	2,19	2,74	2,96	59,74	3,13	51,10	3,48	114,10
Spanne	2-9	0-7	0-10	-3-9	-150-100	-4-8	-75-100	-10-5	-250-100

Tabelle 3-8: Langfristiger Ruheschmerzverlauf (negative Werte entsprechen einer Aggravation, n.b. =nicht berechenbar, k.A.=keine Angaben)

Belastungsschmerz

Die individuellen Werte sind Tabelle 3-9 zu entnehmen. Betrachtet man alle nachverfolgten Patienten über den gesamten Beobachtungszeitraum, ergab sich eine Reduktion des Belastungsschmerzes um im Mittel 18,67% des Ausgangswertes, diese entsprach im Mittel 1,56 ± 2,59 Punkten auf der NRS-Skala (Median 1,0, Spanne -3-8) auf einen absoluten Wert von im Mittel 6,67 ± 2,79 (Median 7, Spanne 0-10). Dies ist ein hoch signifikanter Unterschied (p<0,01).

Es folgt eine differenzierte Betrachtung:

Ein Patient klagte nicht über Belastungsschmerz, die Fallzahl reduziert sich daher für dieses Merkmal auf n=27. Bei 5 Patienten (18,52%) kam es im Vergleich der NRS-Werte im Beobachtungszeitraum von Aufnahme bis zum Follow-Up zu einer prozentualen Zunahme von im Mittel 34,57% gegenüber dem Aufnahmebefund. Dies entsprach einer Aggravation der Belastungsschmerzen um im Mittel 2,2 ± 0,84 NRS-Punkte (Median 2, Spanne 1-3). Der absolute NRS-Mittelwert lag zum Zeitpunkt des Follow-Up in dieser Gruppe bei 8,8 ± 1,79 (Median 10, Spanne 6-10).

4 Patienten (18,52%) gaben beim Follow-Up einen Schmerzwert an, der dem des Aufnahmebefunds entsprach. Der NRS-Mittelwert lag bei 9,0 ± 1,0 (Median 9, Spanne 8-10).

18 Patienten (66,67%) berichteten über eine Linderung des Belastungsschmerzes um im Mittel 37,61% des Ausgangswertes. Dies entsprach einer Senkung des NRS-Wertes um im Mittel 2,94 ± 1,92 (Median 3, Spanne 1-8). Bei diesen Patienten lag der absolute NRS-Mittelwert zum Zeitpunkt des Follow-Up bei 5,56 ± 2,73 (Median 6,5, Spanne 0-9).

Für 4 dieser 18 Patienten (14,81%) ergab sich eine Linderung um mehr als 50% des Ausgangswertes, bei 3 Patienten (11,11%) wurden mindestens 80% Linderung erreicht. Bei zwei Patienten (7,41%) wurde Schmerzfreiheit bei Belastung auch langfristig erreicht.

Die Linderung des Belastungsschmerzes über den Zeitraum Aufnahme bis Follow-Up ist für die Gesamtheit der Patienten hoch signifikant ($p<0,01$).

Aufgeschlüsselt nach Geschlecht ergibt sich für die 26 weiblichen Fälle eine Linderung von im Mittel 1,35 ± 2,55 Punkten auf der NRS-Skala (Median 1, Spanne -3-8), für die 2 männlichen Fälle eine Linderung von im Mittel 3,5 ± 3,54 Punkten auf der NRS-Skala (Median 3,5, Spanne 1-6).

Im Vergleich der CRPS-Typen zeigte der Typ I (n=21) eine Linderung von im Mittel 2,1 ± 2,39 Punkten auf der NRS-Skala (Median 1, Spanne -2-8), der Typ II (n=7) zeigte eine Aggravation von im Mittel 0,29 ± 2,56 Punkten auf der NRS-Skala (Median 1, Spanne 3- -3), dieser Unterschied ist nicht signifikant ($p=0,06$).

Im Bereich der obere Extremität (n=22) konnte eine Linderung von im Mittel 1,77 ± 2,54 Punkten auf der NRS-Skala (Median 1, Spanne -3-8) erreicht werden, an der unteren Extremität (n=6) von im Mittel 0,5 ± 2,81 Punkten auf der NRS-Skala (Median 1, Spanne 3- -3), dieser Unterschied ist nicht signifikant ($p=0,45$).

Patienten.-Nr.	Belastungsschmerz präinterventionell	Belastungsschmerz postinterventionell	Belastungsschmerz F-U	Differenz prä zu post	Linderung prä zu post prozentual vom prä-Wert	Differenz prä zu F-U	Linderung prä zu F-U prozentual vom prä-Wert	Differenz post zu F-U	Linderung post zu F-U prozentual vom post-Wert
1	8	3	0	5	62,50	8	100,00	3	100,00
2	10	0	7	10	100,00	3	30,00	-7	n.b.
3	10	4	7	6	60,00	3	30,00	-3	-75,00
4	9	0	5	9	100,00	4	44,44	-5	n.b.
7	10	4	4	6	60,00	6	60,00	0	0,00
9	8	0	5	8	100,00	3	37,50	-5	n.b.
12	5	0	8	5	100,00	-3	-60,00	-8	n.b.
13	9	2	6	7	77,78	3	33,33	-4	-200,00
14	0	0	0	0	n.b.	0	n.b.	0	n.b.
15	9	2	8	7	77,78	1	11,11	-6	-300,00
16	5	1	0	4	80,00	5	100,00	1	100,00
17	10	3	7	7	70,00	3	30,00	-4	-133,33
18	8	0	10	8	100,00	-2	-25,00	-10	n.b.
22	9	8	7	1	11,11	2	22,22	1	12,50
24	9	3	8	6	66,67	1	11,11	-5	-166,67
25	8	4	6	4	50,00	2	25,00	-2	-50,00
26	8	3	8	5	62,50	0	0,00	-5	-166,67
27	8	0	8	8	100,00	0	0,00	-8	n.b.
28	5	3	6	2	40,00	-1	-20,00	-3	-100,00
33	8	0	10	8	100,00	-2	-25,00	-10	n.b.
34	10	0	9	10	100,00	1	10,00	-9	n.b.
35	9	8	8	1	11,11	1	11,11	0	0,00
36	5	3	1	2	40,00	4	80,00	2	66,67
37	8	0	7	8	100,00	1	12,50	-7	n.b.
38	7	6	5	1	14,29	2	28,57	1	16,67
39	10	4	10	6	60,00	0	0,00	-6	-150,00
41	10	0	10	10	100,00	0	0,00	-10	n.b.
42	7	4	10	3	42,86	-3	-42,86	-6	-150,00
Mittelwert	8,22	2,41	6,67	5,81	69,87	1,56	18,67	-4,26	-70,34
Median	8,00	3,00	7,00	6,00	70,00	1,00	12,50	-5,00	-75,00
Std.-Abw.	1,62	2,36	2,79	2,76	29,50	2,59	37,94	3,83	113,80
Spanne	0-10	0-8	0-10	1-10	11,11-100	-3-8	-60-100	-10-3	-300-100

Tabelle 3-9: Langfristiger Belastungsschmerzverlauf (negative Werte entsprechen einer Aggravation n.b.=nicht berechenbar)

3.5.2.1.2 Verläufe

Bei der Entwicklung der NRS-Werte über die drei Messpunkte Aufnahme (prä), Entlassung (post) und Follow-Up (F-U) zeigten sich unterschiedliche Tendenzen, die sich als bestimmte Muster von Werten darstellen lassen. Da für jeden Patienten zu jedem Zeitpunkt Ruhe- und Belastungsschmerz getrennt erhoben wurden, lassen sich individuelle Verläufe durch je zwei Typen beschreiben, die in der Minderheit (10 von 28) intraindividuell übereinstimmten (siehe 3.5.2.1.2.1).

Die folgenden Abbildungen zeigen lediglich Tendenzen an, keine absoluten NRS-Werte und spiegeln nicht die vergangene Zeit wider. Verläufe, die zusätzlich mit einem (+) gekennzeichnet sind zeichnen sich durch Schmerzfreiheit (NRS=0) bei Follow-Up aus.

Verläufe mit NRS-Verminderung von Aufnahme zu Follow-Up

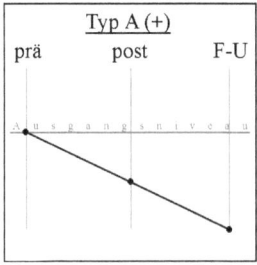

Bei diesem Typ zeigte sich eine Abnahme des NRS-Werts durch die Intervention und anschließend ein weiteres Abfallen auf den beim Follow-Up erhobenen Wert. Der Ruheschmerz verlief bei 4 Patienten nach diesem Muster A, 2 davon A(+). Der Belastungsschmerz verlief bei 5 Patienten nach diesem Muster A, davon 2 A(+).

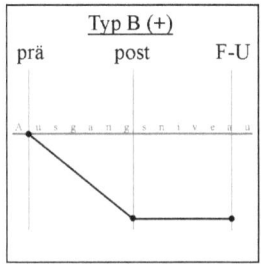

Typ B zeigte eine Reduktion der NRS-Werte durch die Intervention, im Fall B(+) auf den Wert null, mit einem in der Folge stabilen Verlauf bis zum Follow-Up.
Der Ruheschmerz folgte bei 4 Patienten diesem Typ, 2 davon B(+). Der Belastungsschmerz stellte sich zweimal derart dar.

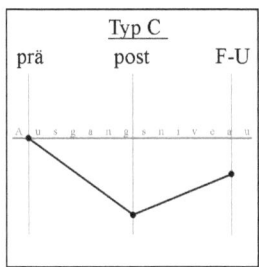

Der Verlaufstyp C zeigte nach positivem Ansprechen auf die Behandlung eine Aggravation des Schmerzes, insgesamt blieb gegenüber dem Niveau der Aufnahme eine Linderung erhalten. Der Ruheschmerz entwickelte sich bei 7 Patienten in dieser Form, der Belastungsschmerz bei 11 Patienten.

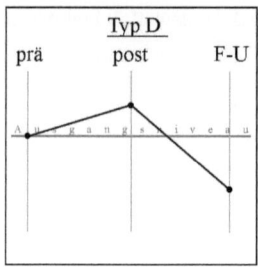

Typ D stellte eine Ausnahme dar und trat lediglich beim Ruheschmerzverlauf eines Patienten auf. Nach initialer Zunahme des NRS-Werts während der Behandlung fiel dieser anschließend auf null ab.

Verläufe mit gleichem NRS-Wert bei Aufnahme und Follow-Up

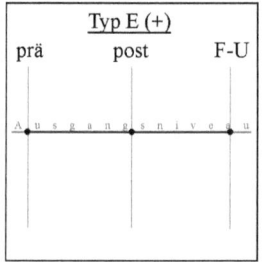

Dieser Schmerzverlauf verlässt sein Ausgangsniveau während des Beobachtungszeitraumes nicht, in einem Fall traf dies auf den Ruheschmerz zu.

Ein weiterer Sonderfall ohne Schmerzsymptomatik muss formal diesem Typ als E(+) zugeordnet werden.

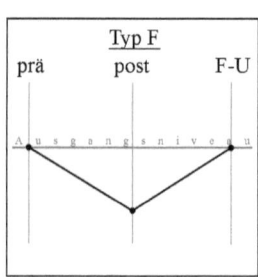

Eine erreichte Reduktion des Schmerzwertes konnte in diesen Fällen nicht aufrechterhalten werden, es kam zu einer Rückkehr zum Ausgangsniveau. Der Ruheschmerz von 5 Patienten und der Belastungsschmerz von 4 Patienten folgten diesem Muster.

Verläufe mit Zunahme des NRS-Werts von Aufnahme zu Follow-Up

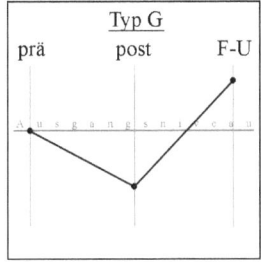

Nach ursprünglichem Ansprechen auf die Therapie nahm hier der NRS-Wert im Verlauf über das Ausmaß bei Aufnahme zu. Typ G traf für die Ruheschmerzverläufe von 3 und die Belastungsschmerzverläufe von 5 Patienten zu.

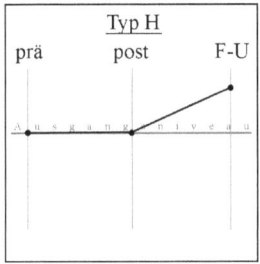

Bei diesem weiteren Einzelfall blieb der Ruheschmerzwert während des stationären Aufenthalts konstant, es kam bis zu Follow-Up jedoch zu einer Aggravation der Schmerzen. Die tatsächlichen Ausmaße der NRS-Entwicklung von Aufnahme zu Follow-Up sind in Tabelle 3-10 dargestellt. Die Reduktion ausgehend vom Wert bei Aufnahme ist als prozentuale Linderung vom Ausgangswert und als absoluter NRS-Wert aufgeführt. Die Verlauftypen E und F ergeben in dieser Darstellungsform ausschließlich null als Wert, da Ausgangs und Endwert identisch sind.

TYP	NRS	Mittelwert	Median	Std-Abw.	Minimum	Maximum
A (n=9)	Ruhe %	72,92	83,33	30,83	25,00	100,00
	Ruhe absolut	-4,75	-5,50	1,64	-6,00	-2,00
	Belastung %	54,16	28,57	37,53	20,00	100,00
	Belastung absolut	-4,20	-4,00	2,23	-8,00	-2,00
B (n=6)	Ruhe %	80,56	94,44	27,64	33,33	100,00
	Ruhe absolut	-5,50	-6,00	2,60	-8,00	-2,00
	Belastung %	35,56	35,56	24,44	11,11	60,00
	Belastung absolut	-3,50	-3,50	2,50	-6,00	-1,00
C (n=18)	Ruhe %	44,95	37,50	17,07	20,00	66,67
	Ruhe absolut	-3,14	-3,00	1,64	-6,00	-1,00
	Belastung %	26,01	30,00	13,45	10,00	55,56
	Belastung absolut	-2,27	-3,00	1,05	-4,00	-1,00
D (n=1)	Ruhe %	100,00	n.b.	n.b.	n.b.	n.b.
	Ruhe absolut	-2,00	n.b.	n.b.	n.b.	n.b.
G (n=8)	Ruhe %	-60,00	-75,00	24,83	-80,00	-25,00
	Ruhe absolut	3,00	3,00	0,82	2,00	4,00
	Belastung %	-74,57	-42,86	57,07	-160,00	-20,00
	Belastung absolut	2,20	2,00	0,75	1,00	3,00
H (n=1)	Ruhe %	-25,00	n.b.	n.b.	n.b.	n.b.
	Ruhe absolut	1,00	n.b.	n.b.	n.b.	n.b.

Tabelle 3-10: NRS-Entwicklung von Aufnahme zu Follow-Up prozentual und absolut nach Verlaufstypen (n.b.=nicht berechenbar)

3.5.2.1.2.1 Verlaufskonstellationen

Die oben dargestellten Verläufe berücksichtigen nicht die Bindung von jeweils einem Ruhe- und Belastungsverlaufstypen pro Patient. Die meisten Patienten (n=18, 64,29%) haben nicht den exakt gleichen Verlaufstyp für Ruhe- und Belastungsschmerz, legt man bei der Einteilung aber die Tendenzen zu Grunde (Typen A-D: NRS-Linderung, Typ E-F NRS- Stabilität, Typen G-H: NRS-Aggravation), ergab sich überwiegend eine intrapersonelle Konkordanz (n=24, 85,71%). Diese Patienten lassen sich einteilen in die Gruppen reine Linderung (57,14%), und reine Aggravation (teilweise mit stabilem Wert auf NRS-Ausgangsniveau) (28,57%).

Für die Patienten mit Unterschied zwischen Ruhe- und Belastungsschmerzverlauf ergab sich folgendes Bild:

In der Gruppe mit reiner Linderung war in der Regel (12 von 13; 92,31%) der Effekt auf den Ruheschmerz prozentual ausgeprägter als auf den Belastungsschmerz, im Mittel um 38,48 ± 27,62% (Median 40,65, Spanne 3,2-80), dies entsprach einem absoluten Unterschied von im Mittel 1,83 ± 2,03 NRS-Punkten (Median 1, Spanne 0-5). Im verbleibenden Einzelfall mit einer größeren Belastungsschmerzlinderung betrug der Unterschied 17,5% (entsprechend 2 NRS-Punkten).

In der Gruppe mit Aggravation oder Stabilität auf Ausgangsniveau nahm bei 4 von 6 Patienten (66,7%) der Belastungsschmerz prozentual stärker zu als der Ruheschmerz, im Mittel um 61,97 ± 57,23% (Median 33,39, Spanne 20-160) entsprechend einem absoluten Unterschied von 2,25 ± 0,83

NRS-Punkten (Median 2,5, Spanne 1-3). In den zwei übrigen Fällen lag der Unterschied bei je 25% zu Gunsten des Ruheschmerzes, entsprechend NRS-Werten von 1,5 ± 0,5 (Median 1,5, Spanne 1-2).

In der nicht konkordanten Gruppe (14,29%) war bedingt durch die entgegengesetzten Entwicklungstendenzen der prozentuale Unterschied mit 97,5 ± 37,57% (Median 88,06, Spanne 55,56-158,33) relativ groß, dies entsprach absoluten NRS-Werten von im Mittel 3,5 ± 1,5 (Median 4, Spanne 1-5). Die Verlaufskonstellationen sind grafisch dargestellt in Abbildung 3-12.

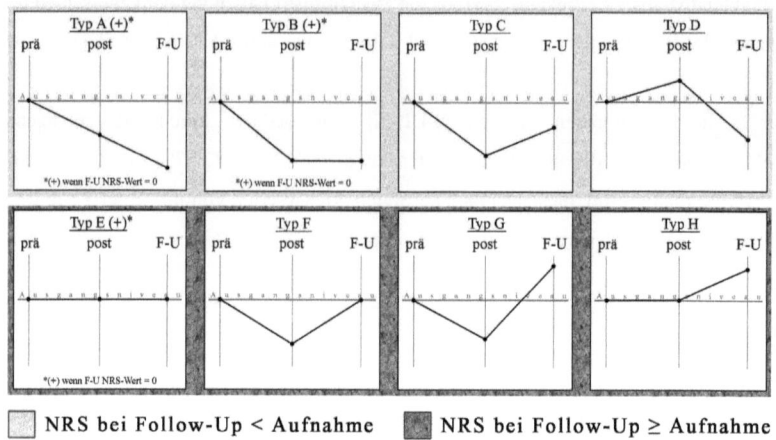

Abbildung 3-12a:
Einteilung der Verlaufstypen nach Tendenz über den gesamten Beobachtungszeitraum

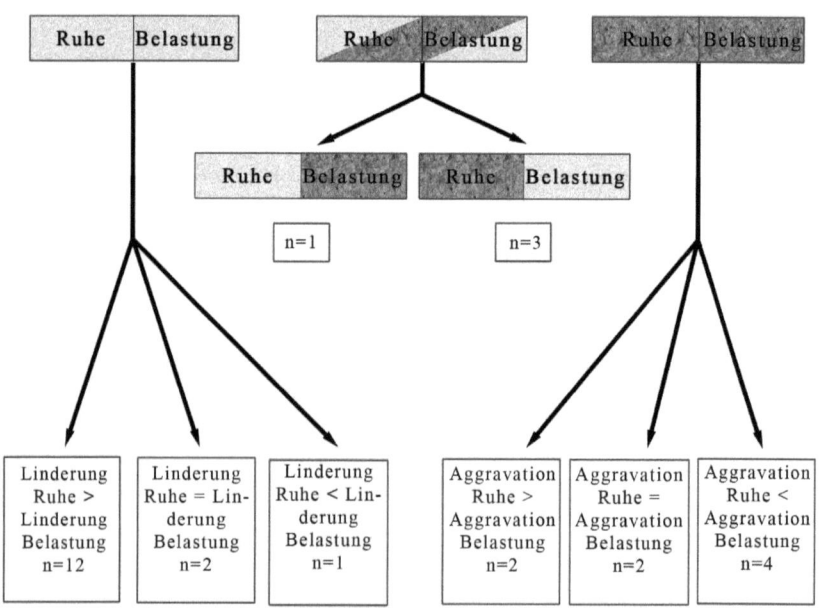

Abbildung 3-12b:
Häufigkeiten der Konstellationen unter Berücksichtigung der Bindung je eines Ruheschmerz- mit einem Belastungsschmerzverlauf

3.5.2.1.3 Sonstige Symptomatik

Analog zur Darstellung der Symptomatik bei Aufnahme ist bei der Darstellung der Entwicklung in Tabelle 3-11 die Qualität der Datenbasis zu berücksichtigen. In der zweiten Spalte ist jeweils die Anzahl und der prozentuale Anteil am nachverfolgten Patientenkollektiv angegeben, für die ein Verlauf rekonstruiert werden konnte. Es überwiegt bei allen Symptomen die Tendenz zur Persistenz, quantitative Aussagen sind nicht möglich.

Keine der Veränderungen in diesen Bereichen war statistisch signifikant (p>0,05).

Symptom	N % von 28	Entwicklung	Prozent von n=28
Sensibilität generell	20 71%	nie vorhanden gewesen	10,7
		nicht mehr vorhanden	7,1
		neu aufgetreten	3,6
		unverändert vorhanden	50
Parästhesien	16 57%	nie vorhanden gewesen	28,6
		nicht mehr vorhanden	3,6
		neu aufgetreten	3,6
		unverändert vorhanden	21,4
Dysästhesien	19 67%	nie vorhanden gewesen	25
		neu aufgetreten	35,7
		unverändert vorhanden	7,1
Autonome Symptome	26 93%	neu aufgetreten	7,1
		unverändert vorhanden	71,4
		nicht mehr vorhanden	14,3
Temperaturdifferenzen	22 79%	nicht mehr vorhanden	17,9
		neu aufgetreten	10,7
		unverändert vorhanden	35,7
		Wechsel von kälter zu wärmer	7,1
		Wechsel von wärmer zu kälter	3,6
Sudomotorische Störungen	9 32%	nicht mehr vorhanden	7,1
		neu aufgetreten	3,6
		unverändert vorhanden	21,4
Ödem	23 82%	nie vorhanden gewesen	7,1
		nicht mehr vorhanden	17,9
		unverändert vorhanden	57,1
Trophische Veränderungen	17 61%	nie vorhanden gewesen	3,6
		nicht mehr vorhanden	10,7
		neu aufgetreten	3,6
		unverändert vorhanden	42,9
Hautveränderungen	15 54%	nicht mehr vorhanden	10,7
		unverändert vorhanden	42,9
Hautverfärbung	17 61%	nicht mehr vorhanden	14,3
		unverändert vorhanden	46,4

Tabelle 3-11a: Sonstige Symptomatik im Langzeitverlauf (Fortsetzung nächste Seite)

Motorische Symptome generell	22 79%	nie vorhanden gewesen	3,6
		nicht mehr vorhanden	10,7
		neu aufgetreten	3,6
		unverändert vorhanden	60,7
Bewegungseinschränkung	21 75%	nie vorhanden gewesen	3,6
		nicht mehr vorhanden	10,7
		unverändert leicht eingeschränkt	21,4
		unverändert stark eingeschränkt	17,9
		noch leicht eingeschränkt (verbessert)	17,9
		verstärkt	3,6
Tremor	13 46%	nie vorhanden gewesen	17,9
		nicht mehr vorhanden	7,1
		unverändert vorhanden	21,4
Gelenke	7 25%	nicht mehr vorhanden	14,3
		unverändert vorhanden	10,7

Tabelle 3-11b: Sonstige Symptomatik im Langzeitverlauf (Fortsetzung)

Zusammenfassung des Zeitraums Aufnahme – Follow-Up

Dieser Zeitraum entspricht dem gesamten Beobachtungszeitraum. Der Unterschied der Schmerzwerte zwischen den Zeitpunkten Aufnahme und Follow-Up ist für das gesamte Kollektiv betrachtet hoch signifikant (p<0,01).

Für den Ruheschmerz wurde von 16 (59,26%) der nachverfolgten Patienten beim Follow-Up ein niedrigerer Wert angegeben als bei Aufnahme, im Mittel betrug die Linderung 64,28% des Ausgangswertes, dies entsprach im Mittel 4,06 ± 2,27 NRS-Punkten (Median 4, Spanne 1-8) auf einen absoluten Mittelwert bei Follow-Up von 2,44 ± 2,16 Punkten (Median 2,5, Spanne 0-6).

6 Patienten hatten einen dem Aufnahmebefund entsprechenden Ruheschmerzwert von im Mittel 4,57 ± 1,76 NRS-Punkten (Median 5, Spanne 2-7). 4 Patienten berichteten über eine Zunahme um im Mittel 51,25% des Ausgangswertes um im Mittel 2,5 ± 1,29 Punkte (Median 2,5, Spanne 1-4) auf einen absoluten Wert von 7,75 ± 2,22 (Median 8, Spanne 5-10).

Für den Belastungsschmerz wurde von 18 (66,67%) der nachverfolgten Patienten beim Follow-Up ein niedrigerer Wert angegeben als bei Aufnahme, im Mittel betrug die Linderung 37,61% des Ausgangswertes, dies entsprach im Mittel 2,94 ± 1,92 NRS-Punkten (Median 3, Spanne 1-8) auf einen absoluten Wert von 5,56 ± 2,73 (Median 6,5, Spanne 0-9). 4 Patienten hatten einen dem Aufnahmebefund entsprechenden Ruheschmerzwert von im Mittel 9,0 ± 1,0 (Median 9, Spanne 8-10). 5 Patienten berichteten über eine Zunahme um im Mittel 34,57% des Ausgangswertes, entsprechend 2,2 ± 0,84 NRS-Punkte (Median 2, Spanne 1-3) auf einen absoluten NRS-Wert von im Mittel 8,8 ± 1,79 (Median 10, Spanne 6-10). Es ergaben sich keine signifikanten Unterschiede in den Entwicklungen zwischen Geschlecht, CRPS Typ, betroffener Region oder erfolgter

Neuroablation/Neuromodulation. Betrachtet man die Kombination der Tendenzen (NRS-Wert bei Follow-Up < Aufnahme oder NRS-Wert bei Follow-Up ≥ Aufnahme) je eines Ruheschmerz- mit einem Belastungsschmerzverlauf pro Patient, ergeben sich überwiegend (85,71%) konkordante Kombinationen.

In den 14 Fällen von Schmerzlinderung sowohl in Ruhe als auch bei Belastung war die Ruheschmerzlinderung in 12 Fällen prozentual stärker ausgeprägt als die Belastungsschmerzlinderung. Analog dazu war die Aggravation des Belastungsschmerzes bei 4 von 8 Patienten mit Aggravation beider Schmerzwerte prozentual stärker ausgeprägt.

Bei der sonstigen Symptomatik ließen sich keine signifikanten Unterschiede feststellen.

3.5.2.2 Zeitraum Entlassung – Follow-Up

3.5.2.2.1 Schmerz

Allodynie

Ein Patient hatte nie Allodynie gehabt, die Fallzahl reduziert sich daher für dieses Merkmal auf n=27.

In diesem Zeitraum kam es bei 14 Patienten zum Wiederauftreten einer durch die Behandlung gebesserten oder verschwundenen Allodynie. Ein Patient litt kontinuierlich trotz der Behandlung unter einer Allodynie. Bei 4 Patienten mit durch die Behandlung gelinderter Allodynie verschwand diese gänzlich bis zum Follow-Up. Diese Entwicklung ist nicht signifikant (p=0,39).

Ruhe- und Belastungsschmerz

Die Entwicklung der Schmerzwerte nur zwischen Entlassung und Follow-Up ist in der obigen Darstellung bereits beinhaltet. Die absoluten Veränderungen der NRS-Werte ausschließlich für diesen Zeitraum sind in Tabelle 3-12 dargestellt. Prozentuale Angaben sind durch die große Anzahl von null als Ausgangswert nicht sinnvoll. Die Verlaufstypen B und E ergeben in dieser Darstellungsform ausschließlich null als Wert, da Ausgangs- und Endwert identisch sind.

TYP	NRS	Mittelwert	Median	Std.-Abw.	Minimum	Maximum
A (n=9)	Ruhe abs	-2,25	-2,00	1,09	-4,00	-1,00
	Belastung abs	-1,20	-1,00	0,40	-2,00	-1,00
C (n=18)	Ruhe abs	3,00	3,00	1,51	1,00	6,00
	Belastung abs	5,09	5,00	1,93	2,00	9,00
D (n=1)	Ruhe abs	100,00	n.b.	n.b.	n.b.	n.b.
	Ruhe abs	3,80	5,00	1,47	2,00	5,00
	Belastung abs	7,25	7,00	1,92	5,00	10,00
G (n=8)	Ruhe abs	8,00	9,00	2,16	5,00	10,00
	Belastung abs	7,40	8,00	2,65	3,00	10,00
H (n=1)	Ruhe abs	1,00	n.b.	n.b.	n.b.	n.b.

Tabelle 3-12: NRS Entwicklung von Entlassung zu Follow-Up absolut nach Verlaufstypen (n.b.=nicht berechenbar)

3.5.2.2.1.1 Lineare und Nicht-Lineare Verläufe

Die individuellen Verläufe lassen sich bei genauerer Betrachtung des Zeitraumes von der Entlassung bis zum Follow-Up einteilen in solche mit (nicht-linear) oder ohne (linear) einen zusätzlichen markanten Punkt, an dem die Verlaufsform einen Typenwechsel vollzogen hat (Ruhe und Belastungsschmerzverläufe verhielten sich hier gleichförmig, siehe Abbildung 3-13). Die Zeitspanne von Entlassung bis zu diesem markanten Punkt wird als Effektdauer bezeichnet.

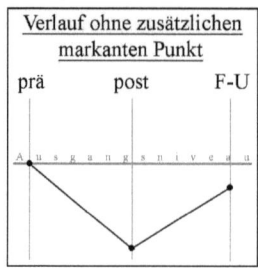
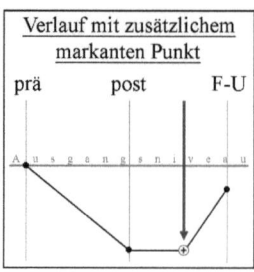

Abbildung 3-13: Exemplarische Darstellung zweier Verläufe Entlassung zu Follow-Up links linearer, rechts nicht-linearer Verlauf, die Strecke von der Entlassung (post) bis zum mit + markierten Punkt entspricht der Effektdauer

Zur sinnvollen Darstellung der Verläufe muss auch die Beobachtungs- und Effektdauer dargestellt werden.

Die lineare Gruppe enthält hier zwei sehr unterschiedliche Untergruppen und einen Ausanahmefall: Ein Teil der Patienten (n=8) hatte eine kurze Effektdauer von <1 Monat.

Für die anderen linearen Verläufe (n=10) entspricht die Effektdauer dem Beobachtungszeitraum und ist mit 51,73 ± 29,62 Monaten (Median 38, Spanne 17-114) sehr lang.

In einem Ausnahmefall ist es bei einem langen Beobachtungszeitraum von 71 Monaten ohne zeitlich festzumachenden Symptomwechsel zu einem Belastungsschmerzwert gekommen, der mit 8 NRS-Punkten über dem Ausgangsniveau von 5 lag, der zugehörige Ruheschmerzwert erreichte das Ausgangsniveau von 2 NRS-Punkten.

Für die nicht lineare Gruppe (n=9) entsprach der Verlauf für einen längeren Zeitraum (Effektdauer) von im Mittel 10,56 ± 5,58 Monaten (Median 8, Spanne 4-19) dem eines Typ B, B(+) oder E mit Aufrechterhaltung des Entlassungszustandes.

Einteilung nach Effektdauer

Die Patienten lassen sich nach der Effektdauer in zwei Gruppen einteilen:

<u>Kurzzeitansprechende</u>

Für 8 Patienten (28,57%) hielt der Effekt auf die NRS-Werte (NRS-Reduktion im Mittel: Ruhe 4,63 ± 3,34 (Median 5, Spanne 0-9, entsprechend 70,31%), Belastung 6,13 ± 3,09 (Median 7, Spanne 1-10, entsprechend 70,70%)) nur 0,88 ± 0,33 Monate (Median 1, Spanne 0-1) an, danach kam es zu

einer Aggravation des Schmerzes um im Mittel: Ruhe 4,0 ± 3,46 (Median 4,50, Spanne -1-10), Belastung 5,0 ± 3,30 (Median 5, Spanne -1 -10). Die Werte nach dieser Zeit lagen in Ruhe absolut bei im Mittel 5,38 ± 2,50 (Median 5,5, Spanne 2-10), und bei Belastung bei 7,38 ± 1,51 (Median 7,50, Spanne 5-10).

Obwohl sich auch für diese Patienten im Vergleich des Entlassungszustandes mit dem Follow-Up rechnerisch eine Reduktion ergibt so ist diese mit im Mittel 0,63 ± 2,39 (Median 0,5, Spanne -3 - 4) sehr gering und statistisch nicht signifikant (Ruhe p=0,56, Belastung p=0,13).

Langzeitansprechende

Für 19 Patienten (67,86%) war die Effektdauer deutlich länger. Dieser Gruppe gehören die linearen Verlaufstypen mit Reduktion der NRS-Werte im Vergleich von Aufnahme zum Follow-Up an, die mit der Gesamtbeobachtungsdauer in die Berechnung eingehen. Hinzu kommen die Fälle, in denen der durch die Behandlung erzielte Effekt nicht bis zum Zeitpunkt des Follow-Up erhalten oder nur teilweise erhalten wurde. Da in diesen Fällen der Zeitpunkt ermittelt wurde, bis zu dem der NRS-Status der Entlassung stabil gewesen war, kann eine Zeitspanne errechnet werden, mit der diese Untergruppe in die Berechnung eingeht.

Es ergibt sich eine Dauer des Effekts der Intervention von im Mittel 31,53 ± 29,63 Monaten (Median 23,00, Spanne 4-114). Die absolute NRS-Reduktion betrug im Mittel in Ruhe 4,28 ± 2,30 (Median 5, Spanne 0-8), bei Belastung 5,16 ± 2,89 (Median 5, Spanne 0-10). Die absoluten Werte lagen im Mittel in Ruhe bei 1,32 ± 1,69 (Median 0, Spanne 0-4) und bei Belastung bei 2,37 ± 2,60 (Median 1, Spanne 0-8). Im Vergleich mit den Werten bei Aufnahme entspricht dies einer Reduktion um 78,76% des Ausgangswertes in Ruhe und 62,97% bei Belastung. Diese Beeinflussung der NRS-Werte ist jeweils hoch signifikant ($p<0,01$).

Für diese Behandlungsergebnisse ergab sich weiter aufgeschlüsselt:

Ruheschmerz:

13 Patienten erreichten eine Reduktion um mehr als 50% des Ausgangswertes, 11 Patienten einen Wert 80% niedriger und 10 Patienten waren in Ruhe schmerzfrei. Bei 15 Patienten war der Wert ≤3.

Belastungsschmerz:

11 Patienten erreichten eine Reduktion um mehr als 50% des Ausgangswertes, 7 waren auch unter Belastung schmerzfrei. Bei 11 Patienten war der Wert ≤3.

Einfluss von Neuroablation

In der Gruppe der Langzeitansprechenden ergab sich beim Ausmaß der Linderung des Ruhe- oder Belastungsschmerzes kein signifikanter Unterschied (Ruheschmerz: p=0,81 Belastungsschmerz: p=0,24) zwischen den Fällen mit Neuromodulation und Neuroablation, ebenso unterschied sich die Effektdauer nicht signifikant zwischen Neuroablation und Neuromodulation (p=0,37).

3.5.2.2.2 Sonstige Symptomatik

Für diesen Zeitraum liegen für das Ödem und das Bewegungsausmaß Daten vor.

Ödem

Ein Patient hatte nie ein generalisiertes Ödem, die Fallzahl reduziert sich für dieses Merkmal auf n=27. Für 5 Patienten lagen keine Daten zum Verlauf vor. 14 Patienten berichteten nach wie vor über ein Ödem, ein Patient entwickelte im untersuchten Zeitraum zusätzlich ein Ödem. Bei 7 Patienten war das Ödem zum Zeitpunkt des Follow-Up verschwunden. Diese Entwicklung ist nicht signifikant (p=0,07).

Bewegungsumfang

Ein Patient hatte nie ein Beeinträchtigung des Bewegungsumfanges, die Fallzahl reduziert sich für dieses Merkmal auf n=27.

Für 9 Patienten lagen keine Verlaufsdaten vor. Bei 7 Patienten blieb der Bewegungsumfang über den Zeitraumhinweg konstant eingeschränkt (5 x leicht, 2 x stark) 7 Patienten entwickelten wieder leichte Einschränkungen, 4 Patienten hatten einen vergrößerten Bewegungsumfang, 2 davon keine Einschränkungen mehr. Die Unterschiede sind nicht signifikant (p=0,55).

3.5.2.2.3 Betroffenes Areal

In 6 Fällen hat sich die Symptomatik seit Entlassung räumlich weiter ausgebreitet, in 3 Fällen bis zum Ellenbogen, bei 2 Patienten bis zur Schulter und in einem Fall den Unterschenkel erfasst. In einem Fall hat sich der Bereich an der betroffenen Hand verkleinert. 10 Patienten berichten über ein keine Veränderung des betroffenen Areals.

<u>Zusammenfassung des Zeitraums Entlassung – Follow-Up</u>

Für diesem Zeitraum wurden die Patienten anhand der Effektdauer, d.h. des Zeitraums, über den die während des stationären Aufenthalts erzielte Linderung aufrechterhalten werden konnte, in Gruppen eingeteilt. Dies entspricht einem Zeitfenster, in dem der Patient weitere, auf die funktionelle Wiederherstellung ausgerichtete Therapieformen in Anspruch nehmen konnte.

Für 8 Patienten konnte nur eine kurze Effektdauer von bis zu einem Monat erreicht werden, nach dieser Phase kam es zu einer Aggravation der Schmerzwerte auf sich nicht signifikant (p=0,56) vom Aufnahmeniveau unterscheidende absolute NRS-Werte von in Ruhe im Mittel $5,38 \pm 2,50$ (Median 5,5, Spanne 2-10), und im Mittel $7,38 \pm 1,51$ (Median 7,50, Spanne 5-10) bei Belastung.

In 9 Fällen wurde eine längere Effektdauer festgestellt, bei weiteren 10 Fällen entsprach die Effektdauer der Beobachtungsdauer. Zusammengefasst ergibt sich hier über einen Zeitraum von im Mittel 31,53 ± 29,63 Monaten (Median 23,00, Spanne 4-114) eine Linderung des Ruheschmerzes um 78,76% des Aufnahmewertes, entsprechend im Mittel 4,28 ± 2,30 NRS-Punkten (Median 5, Spanne 0-8) auf einen absoluten Wert von im Mittel 1,32 ± 1,69 NRS-Punkten (Median 0, Spanne 0-4). Für den Belastungsschmerz ergab sich eine Linderung um 62,97% gegenüber dem Aufnahmebefund, entsprechend 5,16 ± 2,89 NRS-Punkten (Median 5, Spanne 0-10) auf einen absoluten Wert von im Mittel 2,37 ± 2,60 (Median 1, Spanne 0-8). Die dokumentierten Unterschiede zwischen Entlassung und Follow-Up bei den Befunden zu Ödem (p=0,07) und Bewegungsumfang (p=0,55) waren nicht signifikant.

4 Diskussion

Die komplexen regionalen Schmerzsyndrome Typ I und II wurden als neue Begriffe definiert, um die Erforschung und Behandlung eines immer noch unzureichend geklärten Symptomkomplexes erfolgreicher zu gestalten. Inwieweit dies gelungen ist und welche Probleme auch im zweiten Jahrzehnt nach der Definition der Syndrome fortbestehen, wird eingangs beleuchtet (→ 4.1), zudem werden generelle Aspekte der Interventionellen Schmerztherapie und ihrer wissenschaftlichen Aufarbeitung behandelt (→ 4.2).

Diese Untersuchung beschäftigte sich mit der kurz- und langfristigen Wirksamkeit von kontinuierlichen Sympathikusblockaden mit anschließender Neuroablation bei Patienten mit CRPS vom Typ I und II. Der Schwerpunkt lag auf der Beurteilung des langfristigen Verlaufs der Schmerzsymptomatik, als weitere Verlaufsparameter wurden die Begleitsymptome aus den Bereichen Sensibilität, Motorik, Autonomes Nervensystem und Gelenkbeschwerden betrachtet.

Zu Beginn der Diskussion der untersuchungsbezogenen Resultate werden Überlegungen zur Verbesserung der Befunddokumentation erläutert sowie die aktuelle Versorgungssituation von CRPS-Patienten in Deutschland kritisch begutachtet (→ 4.3).

Danach folgt die Diskussion der zentralen Fragestellungen:

- Wie lang muss die Behandlung durchgeführt werden und wie wirksam ist sie kurzfristig? → 4.4 Kurzfristige Entwicklung
- Wie wirksam ist die Behandlung langfristig? → 4.5 Langfristige Entwicklung
- Gibt es prognostische Faktoren für die Effektivität der Behandlung? → 4.6 Prognostische Faktoren

Nebenbefundlich wurden die epidemiologischen Daten und die Ausprägung der Symptomatik des Patientenkollektivs erhoben, um im Vergleich zu bereits vorhandenen Studien die repräsentative Qualität der eingeschlossenen Patienten zu beurteilen. → 4.7 Epidemiologie

4.1 Generelle Aspekte des CRPS

Das Konzept der komplexen regionalen Schmerzsyndrome wurde erarbeitet, um einen unklaren Symptomkomplex einheitlich beschreibbar zu machen. Insbesondere der Begriff der Reflexdystrophie war zwar häufig verwendet, jedoch nie einheitlich definiert worden (Stanton-Hicks et al. 1995). Um eine von einer möglichst großen Anzahl von Klinikern und Forschern anerkannte Definition zu finden, wurden Konsens-Konferenzen abgehalten, auf denen sich Experten der International Association for the Study of Pain (IASP) aus der ganzen Welt trafen, um zunächst eine erste Version von Diagnosekriterien für das CRPS zu entwickeln. Da allein die Expertenmeinungen als Basis den heutigen Standards für evidenzbasierte Medizin nicht entsprechen, müssen die Diagnosekriterien durch Studien validiert werden (Harden und Bruehl 2007).

Jedwede Erkrankung wird medizinisch nach Möglichkeit definiert durch ihre Eigenschaften in den Bereichen:

- Epidemiologie
- Ätiologie und Pathogenese
- Klinische Symptomatik
- Diagnostik
- Therapie
- Verlauf und Prognose

Zum aktuellen Zeitpunkt ist für das CRPS jeder dieser Bereiche Gegenstand von Diskussionen, von einer anerkannten Definition ist man also noch weit entfernt.

Die Durchführung von Studien wird durch einige Eigenschaften der Krankheitsbilder erschwert:

- Einen objektiven Test für das CRPS gibt es bis heute nicht, die Diagnose ist rein klinisch und somit auch stark vom Untersucher und dessen Kenntnisstand abhängig.
- Die Symptome sind starker zeitlicher Variabilität unterworfen.
- Über verschiedene Stadien und/oder Subtypen der Erkrankungen und deren „natürlichen" Verlauf herrscht Unklarheit.
- Die Erkrankungen sind insgesamt als selten einzustufen, aussagekräftige Ergebnisse sind so aufgrund geringer Probandenzahlen schwieriger zu erbringen.
- Die aktuellen Diagnosekriterien haben eine geringe Spezifität, wodurch Studienergebnisse durch die enthaltenen falsch-positiven CRPS-Diagnosen nicht mehr ausreichend signifikant ausfallen können.
- Motorische und trophische Symptome tauchen in den Diagnosekriterien nicht auf, sind aber anerkannte Aspekte der Erkrankung (Harden et al. 2007).

- Zusätzlich ist es besonders in der Zeit kurz nach der Publikation der Ergebnisse der ersten Konsens-Konferenz 1995 in der Praxis nicht gelungen, die Fachwelt von der neuen Nomenklatur zu überzeugen, Untersuchungen zeigten überwiegend eine Weiterbenutzung der alten Begriffe auch bei neuen Veröffentlichungen (Alvarez-Lario et al. 2001). Ob der Grund hierfür tatsächlich in einer bewussten Ablehnung des Konzepts oder der Diagnosekriterien liegt, lässt sich nur schwer herausfinden. In jüngerer Zeit zeichnet sich eine positive Entwicklung ab, was die Verwendung der neuen Nomenklatur angeht. „CRPS" wurde als Bergriff angenommen, jedoch ergeben sich aus verschiedenen Definitionen neue Probleme (siehe 4.1.1)(Perez et al. 2007).

Zum aktuellen Zeitpunkt stehen kaum hochqualitative Studien zur Verfügung, die Behandlung basiert weiterhin auf klinischen Erfahrungen (de Tran et al. 2010). Die Technik der Metaanalyse lässt sich bei ausgeprägter Heterogenität der einzelnen Untersuchungsansätze und abermals der diesen zu Grunde liegenden Diagnosekriterien nur eingeschränkt einsetzen (Wilson und Bogduk 2005).

Es ist daher nicht verwunderlich, dass sowohl die durchgeführten Metaanalysen als auch die veröffentlichten Übersichtsartikel zu dem einhelligen Schluss gelangen, dass weitere Studien dringend erforderlich seien (Wilson und Bogduk 2005).

Die Validierung der Diagnosekriterien hat also mit einigen Hindernissen zu kämpfen, es gilt darüber hinaus, dabei die Verbindung von Forschung und klinischer Anwendung aufrecht zu erhalten, um einen Nutzen für die Patienten zu gewährleisten.

Im Rahmen einer weiteren Konsensus-Konferenz wurde 2003 versucht, durch eine weitere Modifikation der Diagnosekriterien die Spezifität und Akzeptanz zu erhöhen. Diese Modifikation existiert bisher allerdings nur als Vorschlag und ist noch nicht von der IASP übernommen worden. Die Modifikation beinhaltet außerdem den Vorschlag, für den klinischen Gebrauch und für Studienkollektive unterschiedliche Kriterien zu verwenden, um Sensitivität (klinisch wichtiger) oder Spezifität (für die Forschung wichtiger) zu erhöhen (Harden et al. 2007).

Mit der Erfahrung, dass sich Neuerungen dieser Art nur langsam im klinischen Alltag durchsetzen, droht durch die in hoher Frequenz herausgegebenen Aktualisierungen der Diagnosegrundlagen das einstige Ziel der Anstrengungen aus dem Blick zu geraten. Am Anfang waren „CRPS I" und „II" entwickelt worden, um Begriffe wie „sympathische Reflexdystrophie" zu ersetzen, da diese aufgrund einer unüberschaubaren Anzahl von Definitionen ihren Sinn verloren hatten. Fährt man fort, die Kriterien für das CRPS vorschnell zu verändern, könnte man sich bald wieder am Anfang der Bemühungen befinden.

4.1.1 Studienlage

Die Durchführung neuer Studien wird durch die oben beschriebenen Umstände erschwert, ältere Erkenntnisse aus den Zeiten von Reflexdystrophie und Kausalgie lassen sich nicht methodisch korrekt übertragen.

In der Grundlagenforschung werden zwar Erfolge erzielt, ein ätiologisches Gesamtkonzept fehlt jedoch weiterhin.

Von besonderem Interesse ist die Frage, ob die Unterteilung in Typ I und Typ II anhand einer bewiesenen Nervenläsion sinnvoll ist, oder ob eine Unterscheidung nach anderen Merkmalen wie etwa der im Vordergrund stehenden Symptomatik aussagekräftiger wäre. Es ist weiterhin unklar, ob ein charakteristischer Stadienverlauf vorliegt. Diese in der Vergangenheit wenig diskutierte Annahme wird durch neuere Untersuchungen in Frage gestellt, deren Ergebnisse deuten daraufhin, dass es sich eher um verschiedene Subtypen der Erkrankung handelt. Denkansätze und Ergebnisse wie diese sind durchaus erstrebenswert, auch Akzeptiertes sollte der Überprüfung nach neuen Standards standhalten oder revidiert werden. Eine Subtypisierung im Besonderen könnte entscheidend dazu beitragen, einige der Rätsel des CRPS zu lösen, etwa bezüglich des uneinheitlichen Ansprechens auf verschiedene Therapieformen.

4.2 *Interventionelle Schmerztherapie*

Für die Bewertung der Behandlungsmöglichkeiten der Schmerzkomponente des komplexen regionalen Schmerzsyndroms ist es sinnvoll, zwischen kurzfristigen (Tage bis Monate) und langfristigen (Monate bis Jahre) Behandlungszielen zu unterscheiden. Die Therapierichtlinien stellen die Physiotherapie in den Mittelpunkt des Behandlungskonzepts, es hat sich gezeigt, dass Patienten langfristig hiervon profitieren. Sowohl der Schmerz als auch die motorischen Symptome und damit die am meisten zur Beeinträchtigung der Patienten beitragenden Aspekte der Erkrankung werden positiv beeinflusst. In den meisten Fällen werden die Schmerzen jedoch durch Bewegung der Extremität ausgelöst oder verstärkt. Da der Schmerz zentrales Symptom der Erkrankung ist und diese im Sinne eines pathologischen Lernvorgangs auch erhalten kann, muss bei jeglicher Therapie darauf geachtet werden, stets im Belastungsbereich unterhalb der Schmerzgrenze zu bleiben. Da die Schmerzschwelle pathologisch niedrig liegt, muss sie für die Physiotherapie erhöht werden. Um dieses kurzfristige Ziel zu erreichen, stehen verschiedene Interventionen zur Verfügung, die sich nach Aufwand und Risikoprofil als Behandlungsschema anordnen lassen.

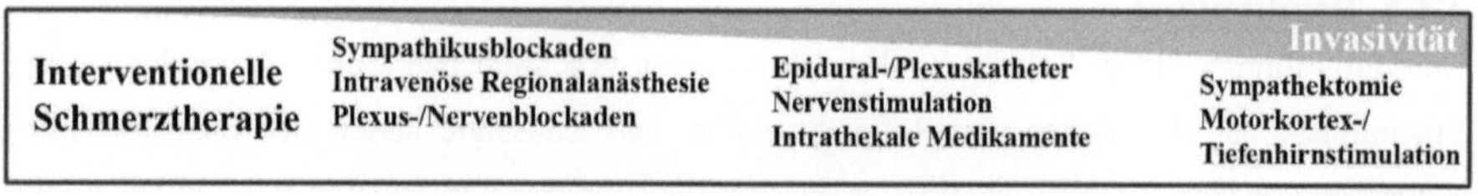

Interventionelle Schmerztherapie	Sympathikusblockaden Intravenöse Regionalanästhesie Plexus-/Nervenblockaden	Epidural-/Plexuskatheter Nervenstimulation Intrathekale Medikamente	Sympathektomie Motorkortex-/ Tiefenhirnstimulation

Invasivität →

**Abbildung 4-1: Interventionelle Schmerztherapieoptionen
(nach Stanton-Hicks et al. 2002, siehe auch 2.2.7)**

Die in der Abbildung 4-1: Interventionelle Schmerztherapieoptionensichtbaren Gruppen werden bei unzureichendem Ansprechen nacheinander durchlaufen, zwischen Interventionen vergleichbarer Invasivität ergibt sich eine Art Rivalität. Im Fall von sympathikusmodulierenden Verfahren muss im Vorfeld das Vorhandensein einer SMP-Komponente gesichert sein. Beim Vergleich der Interventionen wird eine große Spannbreite deutlich, die von der leicht durchzuführenden Sympathikusblockade bis zum neurochirurgischen Eingriff am eröffneten Schädel reicht. Im Falle der permanenten Implantation von Stimulationselektroden relativiert sich die Einteilung als kurzfristige Behandlung, diese Eingriffe sind den seltenen Fällen vorbehalten, die sich allen anderen Behandlungen gegenüber als refraktär erwiesen haben.

Die tatsächlich durchgeführte Intervention richtet sich aufgrund des Mangels an qualitativ hochwertigen Studien meist nach den Gepflogenheiten und Möglichkeiten der jeweiligen Klinik und den individuellen Erfahrungen der Behandler (Burton et al. 2005). Bei weiteren unterstützenden Maßnahmen wie etwa der Akupunktur ist über die Einwilligung zum Eingriff auch die persönliche Akzeptanz durch den Patienten entscheidend.

4.3 Diskussion untersuchungsbezogener Resultate

4.3.1 Befunddokumentation

Als retrospektive Analyse war die Datenbasis für die Untersuchung stark abhängig von der vorhandenen Befunddokumentation. Die Datenlage zu den Messpunkten 1 (Aufnahme) und 2 (Entlassung) unterlag dabei nicht dem Einfluss des Untersuchers. Diese aus den Patientenakten gewonnenen Befunde waren im Rahmen des normalen klinischen Betriebs in nicht standardisierter Form erhoben worden. Es zeigten sich über alle Symptomkategorien viele positive Befunde und wenig negative. Die Vielfalt der Symptomatik zusammen mit der zeitlichen Variabilität und der Abhängigkeit von äußeren Gegebenheiten erschwerten eine umfassende Befunderhebung und führten tendenziell zu einer fehlenden Dokumentation insbesondere negativer Befunde.

Für eine wissenschaftliche Auswertung muss aber gelten, dass nur gesicherte (dokumentierte) Befunde in die Bewertung einfließen. Bei fehlendem Befund von einem negativen Befund auszugehen, würde eine grobe Verletzung der wissenschaftlichen Standards darstellen.

Für die Symptomatik, die nicht dem Bereich Schmerz zuzurechnen ist, hat sich die Datenbasis für eine detaillierte Auswertung in der Hälfte der untersuchten Merkmale als unzureichend erwiesen

(Befunde in weniger als 60% der Fälle). Die vorhandenen Befunde waren nicht durch objektive Verfahren wie Volumetrie, systematische Thermographie oder quantitative sensorische Tests gestützt, so dass aus den Angaben nur Tendenzen erzeugt werden konnten. Diese ergaben keine signifikanten Unterschiede. Einzige Ausnahme bildet hier die Tendenz der Vergrößerung des Bewegungsumfanges in der Patientenuntergruppe mit positivem linearen Schmerzverlauf mit einem signifikanten Unterschied (p=0,31).

Diese Konstellation lässt sich im Nachhinein bei der Auswertung nicht korrigieren, neben der Verhinderung der wissenschaftlichen Auswertung entsteht hierdurch auch ein direkter Nachteil für die Patienten. Eine konsequente Dokumentation des Verlaufs könnte langsam erzielte Behandlungsfortschritte in den Bereichen Schmerz und Bewegungsumfang verdeutlichen. Dies könnte als psychologisches Mittel genutzt werden.

4.3.2 Interventionelle Therapie

Die Sympathikusblockade ist in der Diagnostik des CRPS sowie der Therapie im Falle einer sympathisch unterhaltenen Schmerzkomponente fest etabliert, aber nicht unumstritten.

Der schmerzlindernde Effekt einer Blockade mit Lokalanästhetikum dauert über die Wirkungsdauer des Lokalanästhetikums hinaus an und ist länger wirksam als eine ebenfalls schmerzlindernde Applikation von Kochsalzlösung an das sympathische Ganglion (Price et al. 1998). In einer Metaanalyse über die Ergebnisse von Sympathikusblockaden wurde deutlich, dass es keine einheitliche Definition für den Erfolg einer solchen Blockade gibt und dass die Erkenntnisse zum größten Teil auf Fallserien basieren, die ohne Placebo-Kontrollen durchgeführt wurden. Es wurde daraus geschlossen, dass die Wirksamkeit überschätzt werde (Cepeda et al. 2002). Dass die Beurteilung des Ausmaßes der sympathischen Blockade in der Praxis schwieriger als bisher angenommen ist, und auch Indizien wie ein Horner-Syndrom oder eine deutlich Erwärmung keine komplette Blockade garantieren, wurde in einem Experiment bewiesen. Die Autoren stellten deshalb die sympathische Blockade als diagnostisches Mittel für sympathisch unterhaltenen Schmerz generell in Frage (Schürmann et al. 2001a).

Es gibt begründete Zweifel, ob die als Single-shot durchgeführten Blockaden ausreichend sind, um einen sympathischen Schmerz zu erkennen. Bei einer anderen Untersuchung im UKE konnte gezeigt werden, dass es erst nach durchschnittlich 68,8 ± 80,2 Stunden (Median 216, Spanne 1-400) kontinuierlicher Applikation mittels Katheter zu einer 50%igen Schmerzreduktion kam. Mit der üblichen Technik der Single-shot-Blockade und den aktuell zur Verfügung stehenden Lokalanästhetika lassen sich entsprechende Einwirkzeiten nicht erreichen.

Ob die Kritik an der Evaluation der Blockaden gerechtfertigt ist, muss durch weitere Studien in diesem Bereich ermittelt werden, ebenso wird die Forschung zu sympathisch unterhaltenem Schmerz und den ihm zugrunde liegenden Mechanismen weitergeführt werden müssen. Die bereits durchgeführten Untersuchungen beziehen sich ausschließlich auf Vorgänge in der Haut von Patienten mit sympathisch unterhaltenem Schmerz. Dieser Limitierung liegen praktische Probleme zu Grunde, wie die sympathische Innervation der tieferen Gewebsschichten isoliert zu untersuchen ist, ist schlicht nicht bekannt. Ruft man sich die klinische Symptomatik des CRPS ins Gedächtnis, fällt auf, dass gerade Tiefenschmerz, Gelenkschmerz und Knochenatrophie zu den hervorstechenden Merkmalen gehören. Die Vermutung liegt nahe, dass auch in der Tiefe pathologische Kopplungen ausgebildet werden, indirekt wurde dies bereits nachgewiesen (Schattschneider et al. 2006).

Das autonome Nervensystem innerviert die Muskelspindeln, wie Pathologien des Sympathikus sich dort auswirken ist unbekannt (van Hilten 2005). Hier könnte die Ursache für die Effekte von Sympathikusblockaden auf motorische Symptome des CRPS liegen.

Von den offenen Fragen der Pathophysiologie unabhängig muss man den Patienten in der täglichen Praxis eine Therapie anbieten. Die Argumentation gegen Sympathikusblockaden endet leider nicht in der Favorisierung einer alternativen Therapie, eine solche steht zurzeit mit einem vergleichbaren Grad an Invasivität und Risiko nicht zur Verfügung.

Leider ist in naher Zukunft nicht mit einer Änderung der Studienlage zum CRPS zu rechnen. Zunächst ist die Rekrutierung von Patienten, die in ihrem Krankheitsverlauf soweit fortgeschritten sind, dass sie eine interventionelle Schmerztherapie in Betracht ziehen, für placebokontrollierte Studien schwierig, schließlich ist ihnen von vornherein bekannt, dass sie mit 50%iger Wahrscheinlichkeit eine Behandlung bekommen, die nach Ansicht der Ärzte keine Wirkung haben wird. Hinzu kommt die für das CRPS als rein klinische Diagnose erschwerende Tatsache, dass die Bildung homogener Patientenkollektive durch das Fehlen objektiver Tests erschwert wird. Hierdurch wird nicht nur die Interpretation der einzelnen Studie erschwert, es findet sich hier auch der Kern des bekannten Problems der nicht untereinander vergleichbaren Studien, wodurch wiederum ein Grundstein der Evidenz-basierten Medizin, das Poolen von Daten, seines Fundaments beraubt wird (van Zundert 2007).

Was bleibt, ist mit der Sympathikusblockade eine Therapieform, zu der es einen großen Fundus an klinischer Erfahrung gibt, deren Erfolg und Möglichkeiten aber in der Literatur nicht ausreichend widergespiegelt werden.

Die in der Fachwelt weiter offene Frage nach der generellen Wirksamkeit von Sympathikusblockaden wird auch durch diese Untersuchung nicht zur Zufriedenheit der Kritiker beantwortet werden, da es dem Studiendesign an Kriterien wie Kontrollgruppe und Verblindung fehlt, um einen hohen Evidenzgrad nach den Regeln der evidenzbasierten Medizin zu erbringen. Für den Zeitraum der nahen Zukunft, in dem die behandelnden Ärzte weiter an den geforderten Studien arbeiten oder auf deren Ergebnisse warten, sollte den Patienten, für die sich diese Wartezeit ungleich qualvoller darstellt, dennoch eine Therapieoption geboten werden. Auch wenn die Wahl der Methode „nur" auf klinischen Beobachtungen basiert, sollte dennoch die aussichtsreichste Variante der Methode gewählt werden. Im Fall der Sympathikusblockade stellt die CT-gesteuerte Katheteranlage mit kontinuierlicher Lokalanästhetikaapplikation nach Ansicht des Autors die zurzeit beste Technik dar. Das überzeugende Ausmaß des Effekts im Fall des Ansprechens (siehe 4.4) unterstreicht den Anspruch der Sympathikusblockade auf ihren festen Platz unter den Therapieoptionen für das CRPS und steht im Einklang mit den aktuellen nationalen und internationalen Richtlinien (Birklein 2008, Stanton-Hicks et al. 2002).

Ein bedeutender Teil der Kritik fußt auf Schwächen von Applikationstechniken, wobei der den Erfolg einschränkende Faktor schon das Erreichen des Zielganglions ist, und weniger, dass bei korrekt platzierter Blockade keine schmerzlindernde Wirkung zu beobachten wäre. Durch den Einsatz der Computertomographie kann diese Schwäche positiv beeinflusst werden. Die Evaluation von CT-gestützten Techniken fällt in der Literatur deutlich besser aus als die der konventionellen Technik (Erickson und Hogan 1993, Wechsler et al. 1998).

Die Methode der CT-gesteuerten Katheteranlage hat sich auch in der Schmerzklinik des UKE als sehr effektiv und komplikationsarm erwiesen. Bedingt durch das Aufnahmekriterium des positiven Ansprechens auf die Therapie wäre es nicht gerechtfertigt, die Erfolgsquote von 100% unter den Patienten dieser Studie zum Vergleich mit einer anderen Behandlungstechnik zu verwenden.

Die Möglichkeit, über die Flussrate der kontinuierlichen Infusion eine optimale Schmerzreduktion bei möglichst niedriger Inzidenz unerwünschter Wirkungen zu erreichen, bietet deutliche Vorteile gegenüber der Blockade durch Single-Shot-Technik. Durch Einstellen eines Steady-State der Medikamentenkonzentration am Wirkort werden die bei Single-Shot-Blockaden mit hohen Konzentrationen kurz nach Blockade assoziierten Nebenwirkungen vermieden oder gemildert.

4.3.3 Gesamttherapiekonzept

Nach den aktuellen Therapieempfehlungen in der Literatur ist die Intervention am Sympathikus eines der Mittel, um im Rahmen eines interdisziplinären Therapiekonzepts einen unterstützenden Beitrag zur Wiederherstellung der Funktion der betroffenen Extremität zu leisten (Stanton-Hicks et al. 2002) (siehe 2.2.6).

Eine kritische Begutachtung der aktuellen Behandlungssituation einer CRPS-Erkrankung in Deutschland offenbart deutliche Diskrepanzen zwischen dem idealen Therapieablauf und den Untersuchungsergebnissen zur Krankengeschichte.

Eine große Hürde stellt weiterhin die Diagnosestellung dar. Unabhängig von der in der Fachwelt andauernden Diskussion um nahezu sämtliche Aspekte der Erkrankung sollten ein Erkennen der Symptome und die anschließende Überweisung in eine spezialisierte Praxis oder Klinik während des ärztlichen Erstkontakts möglich sein. Als seltene Erkrankung teilt das CRPS hier das Schicksal der sogenannten „rare diseases" (Wilson und Bogduk 2005), bei denen sich der Prozess der Diagnosefindung für den Patienten nicht selten zu einer Odyssee durch zahlreiche Wartezimmer entwickelt (Reimann et al. 2007). Im untersuchten Patientenkollektiv lag die Zeitspanne vom ersten Auftreten der Symptome bis zur Aufnahme im UKE bei im Mittel 23,17 ± 32,53 Wochen (Median 8, Spanne 1-164). Bedenkt man, dass ein schnellstmöglicher Therapiebeginn die Erfolgsaussichten erheblich verbessert (Oerlemans et al. 1999), muss diese Zeitspanne deutlich verringert werden. Die Notwendigkeit, das Wissen um das CRPS als auch über neue Erkenntnisse bei den praktisch tätigen Ärzten zu verankern, bildet auch eine Kernaussage dieser Studie. Die Krankheitsdauer bis zum Beginn einer adäquaten Therapie auch in zukünftigen Untersuchungen stets als Parameter für den aktuellen Kenntnisstand bei den Ärzten der Grundversorgung zu erheben, wird als sehr empfehlenswert angesehen. Auf diese Weise lassen sich auch Bemühungen zur Linderung des Erkenntnisrückstands evaluieren. Als eine in diesem Sinne positive Entwicklung lässt sich im Vergleich zu einer Analyse von 1999 erkennen: in den Vereinigten Staaten vergingen damals durchschnittlich noch 30 Monate (Allen et al. 1999).

Wird die Behandlung wie im Fall dieser Untersuchung in einer stationären Einrichtung initiiert, ergeben sich beim notwendigen Übergang in den ambulanten Sektor weitere Möglichkeiten für Komplikationen im Heilungsverlauf. Die Verantwortung für eine konsequente Weiterbehandlung liegt damit in vielen Fällen bei derselben Gruppe, die sich bei der zügigen Diagnose eines CRPS schwer getan hat. Dass es um die Kenntnis einer effektiven Therapie grundlegend anders bestellt sein sollte als um ein Erkennen der Symptome, ist nicht wahrscheinlich. Die ambulante Versorgung sollte daher nach Möglichkeit, unter Einbeziehung des Hausarztes, durch spezialisierte Schmerztherapeuten und interdisziplinär erfolgen.

Die Ergebnisse der Untersuchung zu den von den Patienten nach Entlassung noch regelmäßig in Anspruch genommenen Therapieleistungen zeigen deutlich, dass die eigentlich die zentrale Rolle im Therapiekonzept spielende Physiotherapie nur in ungenügendem Ausmaß zur Anwendung kommt. Nur durch etwa ein Drittel der Patienten wurde sie nach Entlassung fortgesetzt (siehe unten). Die Empfehlung für Psychotherapie bei langen Krankheitsverläufen wurde praktisch überhaupt nicht umgesetzt.

Ist die Indikation für den Einsatz von Heilmitteln, dem offiziellen Namen von Physiotherapie und Ähnlichem, durch den Arzt als gegeben erkannt, stellen die Rahmenbedingungen des Gesetzgebers weitere Hürden dar. Insbesondere bei der Physiotherapie ist anzumerken, dass die Verordnung dieser Leistung für den gesetzlich versicherten Patienten in Deutschland durch die aktuelle Fassung des Heilmittelkatalogs (GBA 2005) nach § 92 Abs. 6 Satz 1 Nr. 2 SGB V von 2005 deutlich erschwert wurde. Das auf Kostenersparnis ausgerichtete Verordnungsverfahren sieht maximal 10 Behandlungen je ausgestellter Verordnung vor, darüber hinaus wird eine so genannte

Gesamtverordnungsmenge des Regelfalls von 18 Einheiten in leichten und bis zu 30 Einheiten in schweren Fällen festgelegt. Behandlungen über dieses Maß hinaus müssen jeweils als Sonderfälle mit der jeweiligen Krankenkasse verhandelt werden. Die Überprüfung dieser Vorgaben im Heilmittelkatalog förderte darüber hinaus zutage, dass sich die Verantwortlichen im Gemeinsamen Bundesausschuss der inzwischen als veraltet geltenden Terminologie von Kausalgie und sympathischer Reflexdystrophie (inklusive der fragwürdigen Stadieneinteilung als entscheidendem Kriterium) bedienten. Obwohl sich CRPS Typ I und Typ II in der Therapie nicht grundlegend unterscheiden, gibt es dennoch unterschiedliche Empfehlungen für die Frequenz von Therapiesitzungen. Für Kausalgie liegt diese bei wöchentlich mindestens einmalig, bei sympathischer Reflexdystrophie mindestens zweimalig.

Es ergeben sich aus diesen Zahlen Behandlungszeiträume, in denen ein CRPS ausbehandelt sein soll:

- Für ein CRPS Typ I (sympathische Reflexdystrophie, leichter Fall) ergibt sich bei der minimalen Behandlungsfrequenz eine Gesamttherapiedauer von maximal 9 *Wochen*
- In schweren Fällen ergibt sich eine Gesamttherapiedauer von maximal 15 *Wochen*.
- Für ein CRPS Typ II (Kausalgie) ergibt sich wiederum bei minimaler Behandlungsfrequenz von hier einmal wöchentlich eine Gesamttherapiedauer von 18 *Wochen*.

Anhand der Ergebnisse der Patientenbefragung lässt sich überprüfen, ob sich diese Zeiträume mit den Erfahrungen der Patienten dieser Studie decken. Es haben 6 Patienten nach der Entlassung weitere Physiotherapie erhalten. Die wöchentliche Frequenz wurde bei der Befragung nicht erhoben.

- 4 Patienten mit CRPS Typ I erhielten für im Mittel 19,5 ± 11,12 *Monate* (Median 15, Spanne 12-36) Physiotherapie.
- 2 Patienten mit CRPS Typ II erhielten für im Mittel 11 ± 8,49 *Monate* (Median 11, Spanne 5-17) Physiotherapie.

Zusammengefasst ergibt sich eine Dauer von im Mittel 16,67 ± 10,39 *Monaten* (Median 15, Spanne 5-36).

Es zeigt sich ein überschneidungsfreies Nebeneinanderliegen der veranschlagten Zeiträume und der Realität der befragten Patienten. Die kürzeste Therapiedauer lag mit 5 Monaten noch über der längsten veranschlagten Gesamtverordnungsmenge von in diesem Fall 18 Wochen.

Es muss hier erneut angemerkt werden, dass eine Verordnung über die Gesamtverordnungsmenge durchaus möglich ist. Die vorliegenden Daten legen jedoch nahe, dass der Regelfall, für den diese Verordnungsmenge bestimmt wurde, nicht korrekt definiert wurde. Den Patienten wird durch diese Konstellation der Zugang zu essentiellen Heilmitteln erschwert.

4.4 Kurzfristige Entwicklung

Im Zentrum dieser Studie stand die Wirksamkeit von kontinuierlichen Sympathikusblockaden im Zeitraum nach der Entlassung, die Ergebnisse zum erreichten Effekt im kurzen Zeitrahmen des stationären Aufenthalts sind ebenfalls aufschlussreich, jedoch muss bedacht werden, dass ein Erfolg im kurzfristigen Bereich Kriterium war, überhaupt in die Studie aufgenommen zu werden. Es kann daher nur das Ausmaß des Effekts beurteilt werden, nicht möglich sind Schlüsse über die Wirksamkeit von kontinuierlichen Sympathikusblockaden bezogen auf die Gesamtheit der CRPS-Patienten über das Studienkollektiv hinaus.

Neben dem maximalen Ausmaß an Schmerzreduktion ist auch die Zeit von Interesse, über die die kontinuierliche Applikation von Lokalanästhetikum durchgeführt wurde und ob eine Neuromodulation (Aufrechterhaltung des Effekts ohne weitere Applikation) erreicht wurde oder eine chemische Neuroablation notwendig war.

Ein Erfolg im Sinne einer Schmerzlinderung oder eines vergrößerten Bewegungsumfanges konnte im Mittel schon nach $0,17 \pm 0,58$ Tagen (Median 0, Spanne 0-3, n=28) erreicht werden, die mittlere Verweildauer lag bei $8,87 \pm 5,42$ Tagen (Median 7, Spanne 3-32, n=33). Die Verweildauer richtet sich nach der Zeit, in der eine stabile Schmerzintensität bewertet auf der Numerischen Rating Skala erreicht ist. Bei der Abschätzung der tatsächlich benötigten Zeit muss mitberücksichtigt werden, dass in der Zeitspanne von 8,87 Tagen eine 12-stündige Pumpenpause und im Falle einer Neurodestruktion weitere Liegezeit des Katheters enthalten ist, die absolute Zeit der Applikation von Lokalanästhetikum liegt also noch einmal deutlich unter 8,87 Tagen.

Am Ende der Behandlung war der Schmerz in Ruhe bei 85% der Patienten gelindert, im Mittel um 82,30% des Ausgangswertes, entsprechend $4,56 \pm 2,33$ NRS-Punkten (Median 4, Spanne 1-10), bei 52,50% wurde in Ruhe Schmerzfreiheit erreicht. Der Belastungsschmerz konnte bei 95,24% der Patienten gelindert werden, im Mittel um 74,21% des Ausgangswertes, entsprechend $6 \pm 2,52$ NRS-Punkte (Median 6, Spanne 2-10), 36,59% der Patienten konnten schmerzfrei entlassen werden.

Bei 22 Patienten (52,38%) konnte eine Neuromodulation erzielt werden, 20 Patienten (47,62%) erhielten im Mittel $1,1 \pm 0,31$ (Median 1, Spanne 1-2, entsprechend 18 einmaligen, 2 wiederholten) Neuroablationen.

Zwischen den Patienten mit und ohne Neuroablation ergab sich kein signifikanter Unterschied bei der kurzfristigen Linderung des Ruhe- oder Belastungsschmerzes ($p=0,70$ und $0,13$).

Die im Ergebnisteil dargestellte Aufschlüsselung nach Geschlecht, CRPS-Typ und Lokalisation hat ein deutliches Überwiegen zugunsten der Merkmale „weiblich", „CRPS-Typ I" und „obere Extremität" ergeben. Aufgrund der insgesamt bereits niedrigen Patienten-Anzahl bleibt in der jeweils zahlenmäßig unterlegenen Gruppe keine ausreichende Fallzahl, um belastbare Schlüsse aus

Vergleichen der beiden Gruppen zu ziehen, dies trifft analog auch für die Daten des langfristigen Verlaufs zu.

Es wird in der Literatur vermutet, dass mit dem Ereignis eines schmerztherapeutischen Eingriffs ein starker Placebo-Effekt einhergeht, Kochsalzlösung ist in den ersten Stunden nach dem Eingriff ähnlich effektiv wie Lokalanästhetikum (Price et al. 1998). Es ergibt sich hier ein weiterer Vorteil des Einsatzes eines Katheterverfahrens, bei einer Liegezeit von mehreren Tagen ohne weitere Eingriffe ist davon auszugehen, dass der Placebo-Effekt ständig abnimmt und die erzielten Erfolge tatsächlich durch das Medikament erreicht werden.

Die unterschiedlich ausgeprägte Reaktion der Schmerzintensität unterstützt die Theorie, wonach die sympathisch unterhaltene Komponente am Schmerz von Patient zu Patient unterschiedlich stark ausgeprägt ist.

Die Einordnung der Ergebnisse dieser Studie ist wegen Mangel an vergleichbaren Studien schwierig, eine einzige weitere Studie kommt ebenfalls zu dem Ergebnis, dass kontinuierliche Blockade zu effektiver Schmerzlinderung führen kann, die Patientenzahl ist dort allerdings mit 7 CRPS-Fällen (5 davon mit gutem Erfolg) gering (Wechsler et al. 1998). Bei der bereits zitierten Metaanalyse (Cepeda et al. 2002, siehe 4.3.2) zu Erfahrungen mit sympathischen Blockaden wurden kontinuierlich Verfahren explizit ausgenommen, die von den Autoren berichteten Ergebnisse sind daher nicht auf die hier verwandte Technik übertragbar.

Bei der Beurteilung von Allodynie, Ödem und Bewegungsumfang ergibt sich aus dem retrospektiven Studiendesign ein Problem. Obwohl signifikante Verbesserungen gezeigt werden konnten, sind diese Werte für eine verlässliche Beurteilung eines Effektes der Therapie nur bedingt geeignet, da sie nicht quantifizierbar sind und auf rein subjektiven Maßstäben beruhen, zudem zum Zeitpunkt des stationären Aufenthalts nicht standardisiert dokumentiert wurde (siehe 4.3.1).

Die Reduktion des Schmerzes ist neben dem unmittelbaren Nutzen für den Patienten zwingend notwendig, um die Physiotherapie als Zentrum der funktionellen Wiederherstellung der betroffenen Extremität zu ermöglichen. Schon während der laufenden Behandlung ist ein Beüben der Extremität möglich, mit weiterer Schmerzreduktion progressiv stärker: bis an die Schmerzgrenze heran, jedoch niemals über sie hinaus.

Die Ergebnisse (85% Patienten mit Schmerzlinderung in Ruhe, 95,24% bei Belastung) der stationären Interventionellen Therapie zeigen, dass mit der Sympathikusblockade eine Behandlungstechnik zur Verfügung steht, die zu einer deutlichen Schmerzreduktion bis zur Schmerzfreiheit führen kann und dadurch den Weg für eine funktionelle Wiederherstellung durch Physiotherapie ebnet. Die kontinuierliche Form der Applikation über einen Katheter ist dabei in der Lage, die Schmerzlinderung über längere Zeit zu halten und dem Patienten wiederholte Eingriffe zu ersparen.

4.5 Langfristige Entwicklung

Die Nachhaltigkeit der kurzfristig durch die Behandlung erzielten Effekte zu untersuchen, ist die Hauptfragestellung dieser Studie gewesen. In der Literatur ist in Einzelfällen immer wieder über eine komplette Heilung durch wenige oder gar eine einzige Blockade des Sympathikus berichtet worden. Bei wie vielen Patienten mit Ansprechen auf Sympathikusblockaden wirklich von einem solch positiven Behandlungsverlauf auszugehen ist, wurde bisher nicht untersucht.

Die Beurteilung der langfristigen Entwicklung nach einer Behandlung wird im Fall des CRPS generell erschwert durch die weiterhin bestehende Ungewissheit über den natürlichen Verlauf der Erkrankung und eventuelle Subtypen (siehe 4.1). Hinzu kommt, dass gerade die langfristigen Verläufe und Ergebnisse ausschließlich als direkte Folge der Intervention darzustellen angesichts der Zielsetzung der Intervention und der Vielzahl der möglichen Einflussfaktoren im Zeitraum nach Entlassung nicht seriös wäre (siehe 4.5.1).

Die Aussagekraft der langfristigen Beurteilung hat ihre größte Schwachstelle in ihren geringen Fallzahlen. Dies liegt auch darin begründet, dass es für die in der Schmerzklinik wegen eines CRPS behandelten Patienten keine systematische Nachverfolgung gegeben hat. Für die Erfassung der Daten des Langzeitverlaufs musste daher zunächst ein geeignetes Werkzeug in Form des Fragebogens entwickelt werden. Dieser konnte dann bei der erneuten Kontaktaufnahme mit Einverständnis der Patienten zur Datenerhebung angewandt werden.

Die Fallzahl wurde bei der Beurteilung der Entwicklung einiger Symptome zusätzlich durch fehlende Vorbefunde aus der Zeit der Behandlung weiter reduziert, ohne diese Befunde muss sich die Analyse ausschließlich auf die Schmerzintensität beschränken.

Die Beurteilung muss einem Prinzip folgen, in das sowohl die Schmerzintensität bei Ruhe und Belastung, deren zeitlicher Verlauf und der Anspruch an die Therapie einbezogen sind, dies geschieht im folgenden Kapitel 4.5.1.

Bedingt durch die Regeln der statistischen Auswertung ist es umso schwieriger, einen signifikanten Unterschied zu erkennen, je geringer die Fallzahl ist. Positiv lässt sich dieser Umstand auslegen für die erzielten signifikanten Ergebnisse, da diese trotz der geringen Fallzahl belegt wurden. Für nicht signifikante Unterschiede muss beachtet werden, dass die Wahrscheinlichkeit eines β-Fehlers, also die Wahrscheinlichkeit, dass doch ein signifikanter Unterschied vorliegt, recht groß ist.

4.5.1 Wirksamkeit innerhalb des Gesamtkonzepts (Theorie)

Der Beitrag, den die Sympathikusblockade zur Therapie des CRPS leisten kann, ist nach dem aktuellen Verständnis und dem darauf aufbauenden Rehabilitationskonzept ein unterstützender. Die Sympathikusblockade ist nicht als solitäre Therapie gedacht, auch wenn es in der Literatur immer wieder Fälle gibt, in denen eine einzelne Blockade oder Blockadeserie zur Remission des Krankheitsbildes führt.

Obwohl es auch in dieser Untersuchung zwei Fälle gegeben hat, für die über den gesamten Beobachtungszeitraum (in diesen Fällen im Mittel 42 ± 4 Monate (Median 42, Spanne 38-46) Schmerzfreiheit sowohl in Ruhe als auch unter Belastung erreicht wurde, wäre es für den Großteil der Patienten von Nachteil, würde dauerhafte Schmerzfreiheit durch diese interventionelle Behandlung als wahrscheinliches Ergebnis in Aussicht gestellt. Sowohl die Ergebnisse dieser Studie als auch die in der Literatur geschilderten Erfahrungen zeigen, dass ein solches Ansprechen nicht der Regelfall ist. Nicht jeder CRPS-Patient hat eine sympathisch unterhaltene Schmerzkomponente, und nicht jeder erzielte Behandlungseffekt bleibt permanent bestehen. Für die Mehrzahl der Patienten ist die interdisziplinäre Behandlung die zurzeit aussichtsreichste Therapie, die als integralen Bestandteil die aktive Mitarbeit des informierten Patienten enthält. Herrscht über den zu erwartenden Effekt und den Sinn einer interventionellen Behandlung Unklarheit, kann sich dies als psychologischer Effekt sogar negativ auf die Gesamtentwicklung auswirken, zu psychischen Komorbiditäten führen oder das Arzt-Patienten-Verhältnis beschädigen.

Ob die Sympathikusblockade die ihr zugedachte Rolle erfüllen kann, sollte durch diese Langzeitbeobachtung untersucht werden. Um dies zu beurteilen, lassen sich die im Ergebnisteil dargestellten Verlaufstypen in zwei Gruppen einteilen, kurz- und langzeitansprechende Patienten (siehe 3.5.2.2). Charakterisiert werden diese durch die erreichte Linderung der NRS-Schmerzwerte und den Zeitraum, über den diese aufrecht erhalten werden konnte. Die Kombination dieser Werte entspricht klinisch einem Zeitfenster, innerhalb dessen der Patient schmerzgelindert in der Lage ist, andere Therapieformen in Anspruch zu nehmen. Für die Patienten mit Kurzzeitansprechen muss das Therapieergebnis der Sympathikusblockade angesichts des Zeitraumes von 0,88 ± 0,33 Monate (Median 1, Spanne 0-1), der diesen Patienten mit Schmerzlinderung zur Verfügung stand, als nicht zufriedenstellend eingestuft werden.

Für die Gruppe mit längerer Effektdauer von 31,53 ± 29,63 Monaten (Median 23,00, Spanne 4-114), und damit für die Mehrzahl (67,86%) der untersuchten Patienten wurde nach Ansicht des Autors ein ausreichend großes Zeitfenster geschaffen, um die Rehabilitation schmerzgelindert oder schmerzfrei voranzutreiben. Die Reduktion um in Ruhe 4,28 ± 2,30 (Median 5, Spanne 0-8) um im Mittel 78,76% des Ausgangswertes auf Absolutwerte von 1,32 ± 1,69 (Median 0, Spanne 0-4) und 5,16 ± 2,89 (Median 5, Spanne 0-10, entsprechend 62,97% des Ausgangswertes) auf Absolutwerte von 2,37 ± 2,60 (Median 1 Spanne 0-8) bei Belastung, stellte eine deutlich bessere Basis für die Weiterbehandlung dar, als es das Schmerzprofil vor der Intervention getan hatte. Eine diese Einteilung berücksichtigende grafische Übersicht ist in Abbildung 4-2 dargestellt.

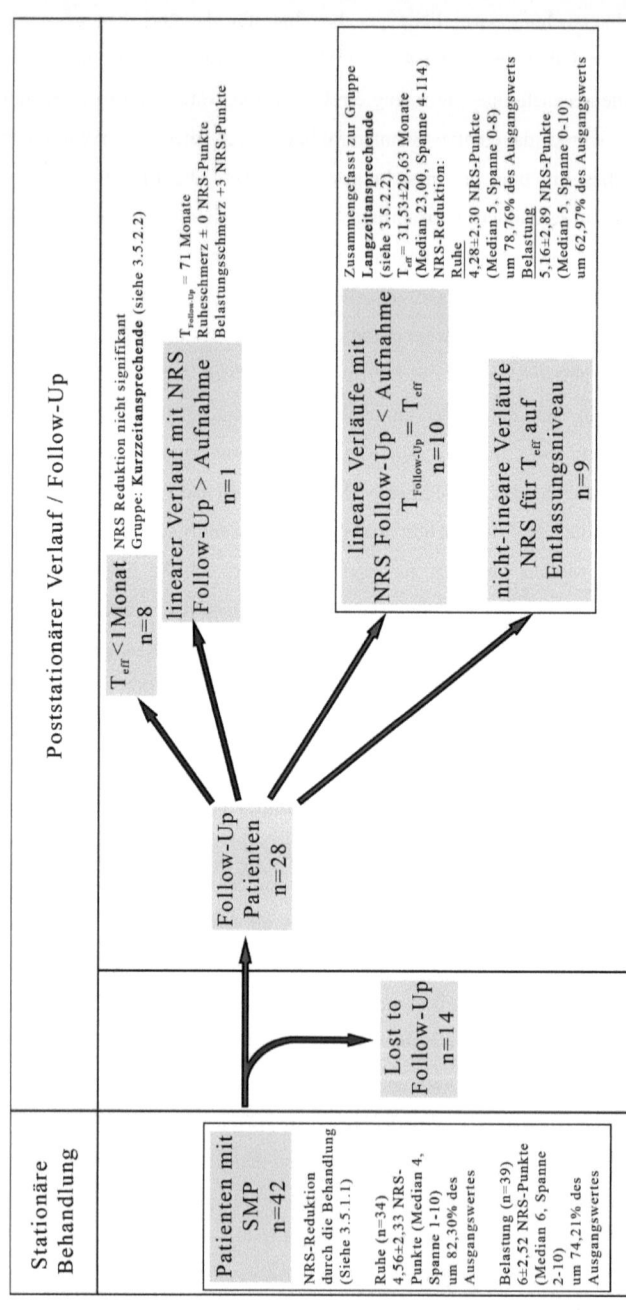

Abbildung 4-2: Übersicht Gesamtverlauf

Der kurzfristige Verlauf während der stationären Behandlung ist links für das gesamte Kollektiv (n=42) zusammengefasst, der poststationäre Verlauf (entsprechend $T_{Follow-Up}$) ist in Gruppen aufgeteilt: Patienten, für die ein schmerzreduziertes oder schmerzfreies Zeitfenster (entsprechend T_{eff}) geschaffen wurde, sind im Kasten rechts unten zusammengefasst, rechts oben finden sich Patienten, für die dies nicht möglich war.

Wie sich die erzielten Effekte auf die Schmerzwerte mit einer adäquaten Folgetherapie entwickelt hätten, ist nicht einschätzbar. Die in der Literatur beschriebenen Erfolge durch eine konsequente Anwendung der Prinzipien der funktionellen Wiederherstellung geben Grund zu der Annahme, dass dies sehr wahrscheinlich zu einer verlängerten Effektdauer führen würde. In dem durch die geringen Fallzahlen für dieses Merkmal bedingt aussagekräftigen untersuchten Kollektiv ließ sich ein solcher Vorteil jedoch nicht darstellen, die als essentiell geltende Therapie erhalten zu haben stellte keinen Vorteil dieser Gruppe gegenüber den 10 Patienten ohne Physiotherapie (62,5%, n=16) dar. Die Behandlungseffekte hielten in der Gruppe mit Physiotherapie für im Mittel 19,33 ± 10,48 Monate (Median 18, Spanne 5-36) an, in der Gruppe ohne Physiotherapie für 48,67 ± 36,81 Monate (Median 38, Spanne 0-114), dies ist kein signifikanter Unterschied (p=0,08).

4.6 Prognostische Faktoren

Für einen sinnvollen Einsatz der Interventionellen Therapie wäre es von Vorteil, schon vor Behandlungsbeginn ein verlässliches Beurteilungswerkzeug zu besitzen, um die Erfolgschancen einschätzen zu können. Da die Diagnose eines CRPS nur klinisch erfolgen kann, wären möglicherweise bestimmte Konstellationen aus dem weiten Symptomfeld des CRPS geeignet. Leider ließen sich aus den für diese Studie erhobenen Daten keine solchen Konstellationen herausfiltern, die uneinheitlich erhobenen Aufnahmebefunde und die geringe Fallzahl verhinderten die Erstellung einer ausreichenden Datenbasis, dieses Ziel der Studie muss demnach als nicht erreicht gelten.

4.7 Epidemiologie

Angesichts der uneinheitlichen Datenlage zur Epidemiologie lassen sich kaum sinnvolle Schlüsse ziehen, es werden die Ergebnisse aus diesem Bereich daher nur kurz zu den schon zitierten Studien in Beziehung gesetzt (siehe Tabelle 4-1).

	Olmsted County*	Niederlande**	Studie
Inzidenz /100.000 Patientenjahre	5,46	26,2	n.u.
Verhältnis obere zu unterer Extremität	2 zu 1	1,5 zu 1	3,3 zu 1
Mittleres Alter bei Diagnose	46 Jahre	52 Jahre	49 Jahre
Verhältnis weiblich zu männlich	4 zu 1	3 zu 1	6,3 zu 1

Tabelle 4-1: Charakteristik des Patientenkollektivs im Vergleich
(*Sandroni et al. 2003, **de Mos et al. 2007)

Zur Diskussion in strittigen Punkten wie der Inzidenz der Erkrankung lässt sich aufgrund des Studiendesigns und der geringen Fallzahl kein Beitrag leisten, was die Verteilung auf die

Geschlechter angeht, bestätigt sich die Auffassung von der größeren Häufigkeit bei Frauen. Das in dieser Studie festgestellte Verhältnis von 6,3:1 scheint jedoch im Vergleich zu stark polarisiert und ist mit großer Wahrscheinlichkeit der geringen Fallzahl zuzuschreiben. Die Fallzahl begründet sehr wahrscheinlich auch gesteigerte Häufigkeit der oberen Extremität im Verhältnis 3,3:1, die Tendenz entspricht der in der Literatur. Eine weitere mögliche Erklärung stellt die stärkere Beeinträchtigung der Patienten durch eine Erkrankung der oberen Extremität dar, durch den stärkeren Leidensdruck kommt es eher zur Überweisung der Patienten an eine spezialisierte Universitätsklinik, zudem können Therapieoptionen wie beispielsweise Blockaden im lumbalen Bereich auch ambulant durchgeführt werden.

Das Mittlere Patientenalter zeigt mit 49,49 ± 16,00 Jahren (Median 53, Spanne 24-80) keine Auffälligkeit.

Eine positive Erkenntnis lässt sich aus der Dauer von Symptombeginn zur Therapie gewinnen, diese war mit 23,17 ± 32,53 Wochen (Median 8, Spanne 1-164) zwar hoch, jedoch gering im Vergleich zu einer Analyse aus den Vereinigten Staaten (Allen und Galer 1999), wonach dort 30 Monate bis zur Initiierung der Behandlung verstrichen. Über die Ursachen kann allerdings angesichts der vielen Einflussfaktoren nur gemutmaßt werden, wünschenswert wäre ein steigender Bekanntheitsgrad der Erkrankung bei den Ärzten der Grundversorgung.

5 Zusammenfassung

Fragestellung: In der Behandlung des Komplexen Regionalen Schmerzsyndroms (CRPS) Typ I und II mit sympathisch unterhaltener Schmerzkomponente (SMP) haben Sympathikusblockaden einen festen Platz. In dieser Arbeit werden das kurzfristige Ausmaß und die langfristige Entwicklung der Schmerzlinderung und der Einfluss auf die Begleitsymptomatik durch Blockadeserien und im Besonderen durch eine kontinuierliche Applikation von Lokalanästhetikum (teilweise mit anschließender Alkoholdestruktion) an den thorakalen oder lumbalen Grenzstrang nach CT-gestützter Anlage eines Katheters untersucht.

Methodik: Anhand von 42 Fällen, die zwischen Anfang 1998 und Ende 2005 in der Schmerzklinik des UKE behandelt wurden, wurde retrospektiv der Effekt der Intervention auf Schmerz (jeweils in Ruhe und unter Belastung) und Begleitsymptomatik bei Patienten mit SMP bei CPRS evaluiert. Bei 28 dieser Fälle gelang in der Folge eine erneute Kontaktaufnahme, um zusätzlich den Verlauf der Erkrankung über den Zeitpunkt der Entlassung hinaus zu erfassen.

Ergebnisse: Die Linderung durch die Behandlung (kurzzeitiger Effekt) betrug in Ruhe im Mittel 3,79 ± 2,9 Punkte auf der Numerischen Rating Skala (NRS) (Median 4, Spanne 0-10) und bei Belastung 5,79 ± 2,85 Punkte auf der NRS-Skala (Median 6, Spanne -1-10). 52,5% (Ruhe) bzw. 36,59% (Belastung) der Patienten konnten schmerzfrei entlassen werden. Die Erhebung zur Begleitsymptomatik lieferte aufgrund uneinheitlicher Dokumentation keine belastbaren Ergebnisse. Die langfristige Beobachtung ergab für den Großteil der Patienten (19 von 28) eine Aufrechterhaltung des Behandlungsergebnisses für im Mittel 31,53 ± 29,63 Monate (Median 23, Spanne 4-114).

Diskussion: Die Sympathikusblockade stellt für Patienten mit SMP eine sehr effektive Behandlungsform mit einer guten Aussicht auf mindestens kurzzeitige Schmerzfreiheit dar. Als Teil eines Behandlungskonzepts ist sie in der Lage, ein Therapiefenster für andere Behandlungsmöglichkeiten zu schaffen, die unter starken Schmerzen unmöglich oder kontraproduktiv wären.

Am Bekanntheitsgrad des Krankheitsbilds und der konsequenten Umsetzung des in der Fachliteratur empfohlenen Therapiekonzepts muss weiter intensiv gearbeitet werden.

Die rein klinische Diagnose des CPRS und die wissenschaftliche Aufarbeitung könnten durch standardisierte Dokumentation der vielen beim CRPS möglichen Befunde stark erleichtert werden.

6 Literaturverzeichnis

Adami S, Fossaluzza V, Gatti D, Fracassi E, Braga V (1997) Bisphosphonate therapy of reflex sympathetic dystrophy syndrome. Ann Rheum Dis. 56:201-204.

Agarwal-Kozlowski K (2010, im Druck) Konventionelle Interventionelle Schmerztherapie. In: Peuker, Fischer (Hrsg.): Lehrbuch Integrative Schmerztherapie, Hippocrates Verlag, Stuttgart

Allen G, Galer BS, Schwartz L (1999) Epidemiology of complex regional pain syndrome: a retrospective chart review of 134 patients. Pain. 80:539–544.

Ali Z, Raja SN, Wesselmann U, Fuchsa PN, Meyer RA, Campbell JN (2000) Intradermal injection of norepinephrine evokes pain in patients with sympathetically maintained pain. Pain. 88:161-168.

Alvarez-Lario B, Aretxabala-Alcíbar Í, Alegre-López J, Alonso-Valdivielso JL (2001) Acceptance of the different denominations for reflex sympathetic dystrophy. Ann Rheum Dis. 60:77–79.

Arnér S (1991) Intravenous phentolamine test: diagnostic and prognostic use in reflex sympathetic dystrophy. Pain. 46:17-22.

Arruda JL, Sweitzer S, Rutkowski MD, DeLeo JA (2000) Intrathecal anti-IL-6 antibody and IgG attenuates peripheral nerve injury-induced mechanical allodynia in the rat: possible immune modulation in neuropathic pain. Brain Research. 879:216–225.

Baron R, Maier C (1996) Reflex sympathetic dystrophy: skin blood flow, sympathetic vasoconstrictor reflexes and pain before and after surgical sympathectomy. Pain. 67:317–326.

Baron R, Comberg G, Eisentraut R (1997) Interventionelle Verfahren. In: Das Schmerztherapiebuch. H.C. Diener, C. Maier (Hrsg) Urban und Schwarzenberg München Wien Baltimore, 363.

Baron R, Jänig W (1998) Schmerzsyndrome mit kausaler Beteiligung des Sympathikus. Anaesthesist. 47:4–23.

Baron R, Levine JD, Fields HL (1999) Causalgia and reflex sympathetic dystrophy: does the sympathetic nervous system contribute to the generation of pain? Muscle Nerve. 22:678–695.

Baron R, Maier C, Ullrich HW (2001) Komplexe Reginale Schmerzsyndrome (CRPS) - sympathische Reflexdystrophie und Kausalgie. In: Lehrbuch der Schmerztherapie: Grundlagen, Theorie und Praxis für Aus- und Weiterbildung. M. Zenz und I. Jurna (Hrsg) 2.Auflage Wissenschaftliche Verlagsgesellschaft mbH, Stuttgart (2001) 625-42.

Baron R, Schattschneider J, Binder A, Siebrecht D, Wasner G (2002a) Relation between sympathetic vasoconstrictor activity and pain and hyperalgesia in complex regional pain syndromes: a case-control study. The Lancet. 359:1655-60.

Baron R, Binder A, Ulrich W, Maier C (2002b) Komplexe regionale Schmerzsyndrome. Nervenarzt. 73:305–320.

Baron R (2003) Neuropathische Schmerzen - vom Mechanismus zur Therapie. Zeitschrift für angewandte Schmerztherapie 19:2 [Online im Internet] URL: http://www.schmerz-therapie-deutschland.de/pages/zeitschrift/z2_03/art_208.html [Stand 30.11.09]

Beard S, Hunn A, Wight J (2003) Treatments for spasticity and pain in multiple sclerosis: a systematic review. Health Technol Assess. 7:iii, ix-x, 1–111.

Becker WJ, Ablett DP, Harris CJ, Dold ON (1995) Long term treatment of intractable reflex sympathetic dystrophy with intrathecal morphine. Can J Neurol Sci. 22:153-9.

van de Beek WJ, Remarque EJ, Westendorp RG, van Hilten JJ (2001) Innate cytokine profile in patients with complex regional pain syndrome is normal. Pain. 91:259-261.

Birbauer N, Schmidt RF (2005) Autonomes Nervensystem. In: Biologische Psychologie 6. Auflage Springer, Berlin, 102-115.

Birklein F, Riedl B, Claus D, Neundörfer B (1998) Pattern of autonomic dysfunction in time course of complex regional pain syndrome. Clin Auto Res. 8:79-85.

Birklein F, Riedl B, Griessinger N, Neundörfer B (1999) Komplexes regionales Schmerzsyndrom Klinik und autonome Störung während akuter und chronischer Krankheitsstadien. Nervenarzt. 70:335–341.

Birklein F, Weber M, Ernst M, Riedl B, Neundörfer B, Handwerker HO (2000a) Experimental tissue acidosis leads to increased pain in complex regional pain syndrome (CRPS). Pain. 87:227-234.

Birklein F, Riedl B, Sieweke N, Weber M, Neundörfer B (2000b) Neurological Findings in complex regional pain syndromes - analysis of 145 cases. Acta Neurol Scand. 101:262-269.

Birklein F, Schmelz M, Schifter S, Weber M (2001) The important role of neuropeptides in complex regional pain syndrome. Neurology. 57:2179-2184.

Birklein F (2005) Complex regional pain syndrome. J Neurol. 252:131–138.

Birklein F (2008) Diagnostik und Therapie komplexer regionaler Schmerzsyndrome (CRPS) Leitlinien der DGN 2008 [Online im Internet] URL: http://www.dgn.org/images/stories/dgn/leitlinien/LL2008/ll08kap_065.pdf [Stand 20.3.2010]

Blaes F, Thernatsch M, Braeu ME, Matz O, Schmitz K, Nascimento D, Kaps M, Birklein F (2007) Autoimmunity in Complex-Regional Pain Syndrome. Ann NY Acad Sci. 1107:168–173.

Blumberg H, Jänig W (1994) Clinical manifestation of reflex sympathetic dystrophy and sympathetically maintained pain. In: Textbook of pain. P. D. Wall, R. Melzack (Hrsg) Churchill Livingstone, London, 685–697.
Bonica JJ (1953) The Management of Pain Philadelphia: Lea and Febiger

Bossut DF, Shea VK, Perl ER (1996) Sympathectomy induces adrenergic excitability of cutaneous C-fiber nociceptors. J Neurophysiol. 75:514–517.

Bruehl S, Carlson CR (1992) Predisposing Psychological Factors in the Development of Reflex Sympathetic Dystrophy. The Clinical Journal of Pain. 8:287-299.

Bruehl S, Harden RN, Galer BS, Saltz S, Bertram M, Backonja M, Gayles R, Rudin N, Bhugre MK, Stanton-Hicks M (1999) External validation of IASP diagnostic criteria for complex regional pain syndrome and proposed research diagnostic criteria. Pain. 81:147–154.

Bruehl S, Harden RN, Galer BS, Saltz S, Backonja M, Stanton-Hicks M (2002) Complex regional pain syndrome: are there distinct subtypes and sequential stages of the syndrome? Pain. 95:119–124.

Bruehl SP (2005) Psychological Interventions. In: CRPS: Current Diagnosis and Therapy, Progress in Pain Research and Management, Vol. 32, Peter Wilson, Michael Stanton-Hicks, and R. Norman Harden (Hrsg), IASP Press, Seattle, 201-16.

Bruehl S, Chung OY (2006) Psychological and Behavioral Aspects of Complex Regional Pain Syndrome Management. Clin J Pain. 22:430–437.

Burton AW, Lubenow TR, Raj PP (2005) Traditional Interventional Therapies. In: CRPS: Current Diagnosis and Therapy, Progress in Pain Research and Management, Vol. 32, Peter Wilson, Michael Stanton-Hicks, and R. Norman Harden (Hrsg), IASP Press, Seattle, 217-33.

Carvalho AP, Bezerra MM, Girão VC, Cunha FQ, Rocha FA (2006) Anti-inflammatory and anti-nociceptive activity of risedronate in experimental pain models in rats and mice. Clin Exp Pharmacol Physiol. 33:601-6.

Chabal C, Jacobson L, Russell LC, Burchiel KJ (1992) Pain response to perineuromal injection of normal saline, epinephrine, and lidocaine in humans. Pain. 49:9-12.

Christensen K, Jensen EM, Noer I (1982) The reflex dystrophy syndrome response to treatment with systemic corticosteroids. Acta Chir Scand. 148:653-655.

Chung K, Lee BH, Yoon YW, Chung JM (1996) Sympathetic sprouting in the dorsal root ganglia of the injured peripheral nerve in a rat neuropathic pain model. J Comp Neurol. 376:241–252.

Chung K, Yoon YW, Chung JM (1997) Sprouting sympathetic fibers form synaptic varicosities in the dorsal root ganglion of the rat with neuropathic injury. Brain Res. 751:275–280.

Ciccone DS, Bandilla EB, Wu W (1997) Psychological dysfunction in patients with reflex sympathetic dystrophy. Pain. 71:323–333.

Colbern EC (1970) The Bier Block for Intravenous Regional Anesthesia: Technic and Literature Review. Anesth Analg 49:935-940.

Cooper DE, DeLee JC, Ramamurthy S (1989) Reflex sympathetic dystrophy of the knee Treatment using continuous epidural anesthesia. J Bone Joint Surg Am. 71:365-9.

Cruccu G, Aziz TZ, Garcia-Larrea L, Hansson P, Jensen TS, Lefaucheur JP, Simpson BA, Taylor RE (2007) EFNS guidelines on neurostimulation therapy for neuropathic pain. Eur J Neurol. 14:952-70.

Cuellar JM, Montesano PX, Carstens E (2004) Role of TNF-alpha in sensitization of nociceptive dorsal horn neurons induced by application of nucleus pulposus to L5 dorsal root ganglion in rats. Pain. 110:578–87.

DeSantana JM, Walsh DM, Vance C, Rakel BA, Sluka KA (2008) Effectiveness of transcutaneous electrical nerve stimulation for treatment of hyperalgesia and pain. Curr Rheumatol Rep. 10:492–499.

DeTakats G (1937) Reflex dystrophy of the extremities. Arch Surg. 34:939.

Deuschl G, Blumberg H, Lücking CH (1991) Tremor in Reflex Sympathetic Dystrophy. Arch Neurol. 48:1247-1252.

Devor M, Wall PD, Catalan N (1992) Systemic lidocaine silences ectopic neuroma and DRG discharge without blocking nerve conduction. Pain. 48:261–268.

Döbler K, Zenz M (2001) Sympathikusblockaden und Regionalanästhesie. In: Lehrbuch der Schmerztherapie: Grundlagen, Theorie und Praxis für Aus- und Weiterbildung. M. Zenz und I. Jurna (Hrsg) 2.Auflage, Wissenschaftliche Verlagsgesellschaft mbH, Stuttgart, 407-13.

Drummond PD, Finch PM, Smythe GA (1991) Reflex sympathetic dystrophy: the significance of differing plasma catecholamine concentrations in affected and unaffected limbs. Brain. 114:2025-2036.

Drummond PD, Skipworth S, Finch PM (1996) Alpha 1-adrenoceptors in normal and hyperalgesic human skin. Clin Sci. 91:73–77.

Eisenberg E, Shtahl S, Geller R, Reznick AZ, Sharf O, Ravbinovich M, Erenreich A, Nagler RM (2008) Serum and salivary oxidative analysis in Complex Regional Pain Syndrome. Pain. 138:226–232.

Evans JA (1946) Reflex sympathetic dystrophy. Surg Gynecol Obstet. 82:36–43.

Fleming WW, Westfall DP (1988) Adaptive supersensitivity. In: Handbook of experimental pharmacology. U. Trendelenburg, N. Weiner (Hrsg), vol 90/I. New York: Springer, 509–559.

Fleischhauer K, Groscurth P (1994) Endokrine Drüsen. In: Benninghoff, Anatomie. Makroskopische Anatomie, Embryologie und Histologie des Menschen. Band 2. D. Drenckhahn, W. Zenker (Hrsg) 15. Auflage, Urban und Schwarzenberg, München, Wien, Baltimore, 181-208.

Furlan AD, Lui PW, Mailis A (2001) Chemical sympathectomy for neuropathic pain: does it work? Case report and systematic literature review. Clin J Pain. 17:327–336.

Galer BS, Butler S, Jensen M (1995) Case reports and hypothesis: a neglectlike syndrome may be responsible for the motor disturbance in reflex sympathetic dystrophy (Complex Regional Pain Syndrome-1). J Pain Symptom Manage. 10:385–91.

Galer BS, Jensen M (1999) Neglect-Like Symptoms in Complex Regional Pain Syndrome: Results of a Self-Administered Survey. J Pain Symptom Manage. 18:213–217.

Galer BS, Bruehl S, Harden RN (1998) IASP diagnostic criteria for complex regional pain syndrome: a preliminary empirical validation study. Clin J Pain. 14:48–54.

Galer BS, Schwartz L, Allen RJ (2001) Complex Regional Pain Syndromes—Type I: Reflex Sympathetic Dystrophy, and Type II: Causalgia. In: John D. Bonica's Management of Pain. J. D. Loeser (Hrsg) 3rd Edition Lippincott Williams & Wilkins Philadelphia, 389-409.

GBA - Gemeinsamer Bundesausschuss (2005) Richtlinien über die Verordnung von Heilmitteln in der vertragsärztlichen Versorgung (Rahmenrichtlinie) [Online im Internet] URL: http://www.g-ba.de/informationen/richtlinien/12/ (Stand 4.1.2010)

Geertzen JH, Bruijn-Kofman AT, de Bruijn HP, de Wiel HB, van de Dijkstra PU (1998) Stressful life events and psychological dysfunction in complex regional pain syndrome type I. Clin J Pain. 14:143–147.

Geertzen JH, Harden RN (2005) Physical and Occupational Therapies. In CRPS: Current Diagnosis and Therapy, Progress in Pain Research an Management. Peter Wilson, Michael Stanton-Hicks, and R. Norman Harden (Hrsg) Vol. 32, IASP Press, Seattle, 173-179.

Gellman H, Keenan MA, Stone L, Hardy SE, Waters RL, Stewart C (1992) Reflex sympathetic dystrophy in brain-injured patients. Pain. 51:307-311.

Genant HK, Kozin F, Bekerman C, McCarty DJ, Sims J (1975) The reflex sympathetic dystrophy syndrome: a comprehensive analysis using fine-detail radiography, photon absorptiometry and bone and joint scintigraphy. Radiology. 117:21-32.

Goebel A, Stock M, Deacon R, Sprotte G, Vincent A (2005) Intravenous Immunoglobulin Response and Evidence for Pathogenic Antibodies in a Case of Complex Regional Pain Syndrome. Ann Neurol. 57:463-464.

Gofeld M, Faclier G (2006) Bilateral pain relief after unilateral thoracic percutaneous sympathectomy. Can J Anaesth. 53:258-62.

Gracely RH, Lynch SA, Bennett GJ (1992) Painful neuropathy: altered central processing maintained dynamically by peripheral input. Pain. 51:175-194.

Gray H (1918) Anatomy of the Human Body. Philadelphia: Lea & Febiger; Bartleby.com, 2000 [Online im Internet] URL: http://. www.bartleby.com/107/. [Stand 27.7.10]

Green GA (2001) Understanding NSAIDs: from aspirin to COX-2. Clin Cornerstone. 3:50-60

Harden RN, Duc TA, Williams TR, Coley D, Cate JC, Gracely RH (1994) Norepinephrine and Epinephrine Levels in Affected Versus Unaffected Limbs in Sympathetically Maintained Pain. Clinical Journal of Pain. 10:324-330.

Harden RN, Bruehl S, Galer B, Saltz S, Bertram M, Backonja M, Gayles R, Rudin N, Bhugre MK, Stanton-Hicks M (1999) Complex regional pain syndrome: are the IASP diagnostic criteria valid and sufficiently comprehensive? Pain. 83:211–219.

Harden RN, Rudin NJ, Bruehl S, Kee W, Parikh DK, Kooch J, Duc T, Gracely RH (2004) Increased Systemic Catecholamines in Complex Regional Pain Syndrome and Relationship to Psychological Factors: A Pilot Study. Anesth Analg. 99:1478-85.

Harden R, Bruehl S (2005) Diagnostic criteria: the statistical derivation of the four criterion factors. In: Wilson PR, Stanton-Hicks M, Harden RN (Hrsg). CRPS: Current Diagnosis and Therapy. Seattle, IASP Press, 45–58.

Harden RN, Bruehl S, Stanton-Hicks M, Wilson PR (2007) Proposed new diagnostic criteria for complex regional pain syndrome. Pain Med. 8:326-31.

Herbert MK, Holzer P (2002) Die neurogenen Entzündung. AINS. 37:314-325.

van Hilten BJ, van de Beek WJ, Hoff JI, Voormolen JH, Delhaas EM (2000a) Intrathecal Baclofen for the Treatment of Dystonia in Patients with Reflex Sympathetic Dystrophy. N Engl J Med. 343:625-630.

van Hilten JJ, van de Beek WJ, Roep BO (2000b) Multifocal or generalized tonic dystonia of complex regional pain syndrome: a distinct clinical entity associated with HLA-DR13. Ann Neurol. 48:113-116.

van Hilten JJ, Blumber H, Schwartzman RJ (2005) Movement Disorders and Dystrophy – Pathophysiology and Measurement. In: CRPS: Current Diagnosis and Therapy, Progress in Pain Research and Management, Vol. 32, Peter Wilson, Michael Stanton-Hicks, and R. Norman Harden (Hrsg), IASP Press, Seattle,119-37.

Huygen FJ, de Bruijn AG, de Bruin MT, Groeneweg JG, Klein J, Zijlstra FJ (2002) Evidence for local inflammation in complex regional pain syndrome type 1. Mediators Inflamm. 11:47-51.

Huygen FJ, Ramdhani, van Toorenbergen A, Klein J, Zijlstra FJ (2004) Mast cells are involved in inflammatory reactions during Complex Regional Pain Syndrome type 1. Immunol Lett. 91:147–154.

Jänig W, Levine JD, Michaelis M (1996) Interactions of sympathetic and primary afferent neurons following nerve injury and tissue trauma. Prog Brain Res. 113:161-84.

Jänig W, Häbler HJ (2000) Sympathetic nervous system:contribution to chronic pain. Prog Brain Res. 129:451–68.

Jänig W, Baron R (2001) The role of the sympathetic nervous system in neuropathic pain: clinical observations and animal models. In: P. T. Hansen, H. L. Fields, R. G. Hill, P. Marchettini (Hrsg) Neuropathic pain: pathophysiology and treatment Seattle: IASP Press, 125-49.

Jänig W, Baron R (2003) Complex regional pain syndrome: mystery explained? Lancet Neurol. 2:687–97.

Jänig W (2005) Future Perspectives. In: CRPS: Current Diagnosis and Therapy, Progress in Pain Research and Management, Vol. 32, Peter Wilson, Michael Stanton-Hicks, and R. Norman Harden (Hrsg), IASP Press, Seattle, 293-307.

Junger H, Sorkin LS (2000) Nociceptive and inflammatory effects of subcutaneous TNFalpha. Pain. 85:145–51.

Kabeer AA, Hardy PA (1996) Long-term use of subarachnoid clonidine for analgesia in refractory reflex sympathetic dystrophy. Case report. Reg Anesth.21:249-52.

Kanoff RB (1994) Intraspinal delivery of opiates by an implantable, programmable pump in patients with chronic, intractable pain of nonmalignant origin. J Am Osteopath Assoc. 94:487-93.

Kapural L, Lokey K, Leong M, Fiekowsky S, Stanton-Hicks M, Sapienza-Crawford A (2009) Intrathecal ziconotide for complex regional pain syndrome: seven case reports. Pain Pract.;4:296–303.

Kemler MA, van de Vusse AC, van den Berg-Loonen EM, Barendse GA, van Kleef M, Weber WE (1999) HLA-DQ1 associated with reflex sympathetic dystrophy. Neurology. 53:1350-51.

Kemler MA, De Vet CW, Barendse GA, van den Wildenberg FA, van Kleef M (2004) The effect of spinal cord stimulation in patients with chronic reflex sympathetic dystrophy: two years' Follow-up of the randomised clinical trial. Ann Neurol. 55:13-18.

Kim KD (2002) Sympathectomy: open and thoracoscopic. In: Surgical Management of Pain. K. Burchiek (Hrsg), Thieme, New York, 688-700.

Kingery W (1997) A critical review of controlled clinical trials for peripheral neuropathic pain and complex regional pain syndromes. Pain. 73:123-139

Knolle E, Kress HG (2006) Ganglionäre lokale Opioid-Analgesie (GLOA) Zur klinischen Wirkung und lokalen Ausbreitung. Schmerz. 20:265-267.

Köck FX, Borisch N, Koester B, Grifka J (2003) Das komplexe regionale Schmerzsyndrom Typ I (CRPS I). Orthopäde. 32:418–431.

Konig H, Christiaans C, Overdijk G, Mackie D (1995) Cervical epidural blockade and reflex sympathetic dystrophy Pain Clin. 8:239-244.
Korpan MI, Dezu Y, Schneider B, Leitha T, Fialka-Moser V (1999) Acupuncture in the treatment of posttraumatic pain syndrome. Acta orthop belg. 65:197-201.

Kurvers HA, Jacobs MJ, Beuk RJ, van den Wildenberg FA, Kitslaar PJ Slaaf DW, Renemann RS (1995) Reflex sympathetic dystrophy: evolution of microcirculatory disturbances in time Pain. 60:333-337.

Kurvers H, Daemen M, Slaaf D, Stassen F, van den Wildenberg F, Kitslaar P, de Mey J (1998) Partial peripheral neuropathy and denervation induced adrenoceptor supersensitivity. Functional studies in an experimental model. Acta Orthop Belg. 64:64-70.

van der Laan L, Goris RJ(1997) Reflex sympathetic dystrophy: was Sudeck right? Unfallchirurg. 100:90–99.

van der Laan L, van Spaendonck K, Horstink MW, Goris RJ (1999) The Symptom Checklist-90 revised questionnaire: no psychological profiles in complex regional
pain syndrome-dystonia. J Pain Symptom Manage. 17:357–362.

Leitha T, Korpan M, Staudenherz A, Wunderbaldinger P, Fialka V (1996) Five phase bone scintigraphy supports the pathophysiological concept of a subclinical inflammatory process in reflex sympathetic dystrophy. Q J Nucl Med. 40:188-93.

Leriche R (1916) De la Causalgie evisagée comme une névrite du sympathique et de son triatment par la dénudation et l'excision des plexus nerveux périartèriels. Presse Méd. 24:178-80.

Lee GW, Weeks PM (1995) The Role of Bone Scintigraphy in Diagnosing Reflex Sympathetic Dystrophy. J Hand Surg. 20A:458-163.

Lewin GR, Moshourab R (2004) Mechanosensation and Pain. J Neurobiol. 61:30-44.

Lewis JS, Kersten P, McCabe CS, McPherson KM, Blake DR (2007) Body perception disturbance: A contribution to pain. Pain. 133:111–119.

Loprinzi CL, Kugler JW, Sloan JA, Mailliard A, Krook JE, Wilwerding MB, et al (1999) Randomized comparison of Megestrol Acetate versus Dexamethasone versus Fluoxymesterone for the treatment of cancer anorexia/cachexia. JCO. 17:3299–3306.

Lundborg C, Dahm P, Nitescu P, Appelgren L, Curelaru I (1999) Clinical experience using intrathecal (IT) bupivacaine infusion in three patients with complex regional pain syndrome type I (CRPS-I). Acta Anaesthesiol Scand. 43:667-78.

Lynch ME (1992) Psychological aspects of reflex sympathetic dystrophy: a review of the adult and paediatric literature. Pain. 49:337-347.

Maier C (1995) Was ist der „sympathisch unterhaltene Schmerz" oder wie „Pu der Bär" den Nordpol entdeckte. Der Schmerz. 9:269-272.

Maier C, Gleim M (1998) Diagnostik und Therapie des sympathisch unterhaltenen Schmerzes. Schmerz. 12:282–303.

Maihöfner C, Handwerker HO, Neundörfer B, Birklein F (2003) Patterns of cortical reorganization in complex regional pain syndrome. Neurology. 61:1707-1715.

Maihöfner C, Handwerker HO, Neundörfer B, Birklein F (2004) Cortical reorganization during recovery from complex regional pain syndrome. Neurology. 63:693-701.

Maihöfner C, Birklein F (2007) Komplex regionale Schmerzsyndrome: Neues zu Pathophysiologie und Therapie. Fortschr Neurol Psychiat. 75:331-342.

Maihöfner C, Baron R, DeCol R, Binder A, Birklein F, Deuschl G, Handwerker HO Schattschneider J (2007) The motor system shows adaptive changes in complex regional pain syndrome. Brain. 130:2671-2687.

McCabe CS, Haigh RC, Halligan PW, Blake DR (2003) Referred sensations in patients with complex regional pain syndrome type 1. Rheumatology. 42:1067–1073.

McLachlan EM, Jänig W, Devor M, Michaelis M (1993) Peripheral nerve injury triggers noradrenergic sprouting within dorsal root ganglia. Nature. 363:543-546.

Merskey H, Bogduk N (1994) Classifiaction of Chronic Pain: Description of Chronic Pain Syndromes and Definitions of Pain Terms, 2nd ed Seattle IASP Press, 1994.

Merskey H (2005) Taxonomy and Complex Regional Pain Syndrome. In: CRPS: Current Diagnosis and Therapy, Progress in Pain Research an Management, Vol. 32, Peter Wilson, Michael Stanton-Hicks, and R. Norman Harden (Hrsg), IASP Press, Seattle, 9-18.

Michaelis M, Jänig W (1998) Pathophysiologische Mechanismen und Erklärungsansätze aus der tierexperimentellen Forschung. Schmerz. 12:261–271.

Mitchell SW, Morehouse GR, Keen WW (1864) The Classic Gunshot Wounds and Other Injuries of Nerves, JB Lippincott, Philadelphia, 100-11 (Reprinted in Clin Orthop Relat Res (1982) 163:2-7.)

Monti DA, Herring CL, Schwartzman, RJ, Marchese M (1998) Title Personality Assessment of Patients with Complex Regional Pain Syndrome Type I. Clin J Pain. 14:295-302.

de Mos M, de Bruijn AG, Huygen FJ, Dieleman JP, Stricker BH, Sturkenboom MC (2007) The incidence of complex regional pain syndrome: A population-based study. Pain. 129:12–20.

de Mos M, Huygen FJ, van der Hoeven-Borgman M, Dieleman JP, Ch Stricker BH, Sturkenboom MC (2009) Outcome of the complex regional pain syndrome. Clin J Pain. 25:590-7.

Nitescu P, Dahm P, Appelgren L, Curelaru I (1998) Continuous infusion of opioid and bupivacaine by externalized intrathecal catheters in long-term treatment of "refractory" nonmalignant pain. Clin J Pain. 14:17-28.

Oaklander AL, Brown JM (2004) Unilateral Nerve Injury Produces Bilateral Loss of Distal Innervation. Ann Neurol. 55:639-644.
Oaklander AL, Rissmiller JG, Gelman LB, Zheng Li, Chang Y, Gott R (2006) Evidence of focal small-fiber axonal degeneration in complex regional pain syndrome-I (reflex sympathetic dystrophy). Pain. 120:235–243.

Oaklander AL, Fields HL (2009) Is Reflex Sympathetic Dystrophy/Complex Regional Pain Syndrome Type I a Small-Fiber Neuropathy? Ann Neurol. 65:629–638.

Ochoa JL, Verdugo RJ. Reflex sympathetic dystrophy. A common clinical avenue for somatoform expression. Neurol Clin (1995)13:351–63.

Oerlemans HM, Oostendorp RA, de Bood T, Goris RJ (1999) Pain and reduced mobility in complex regional pain syndrome I: outcome of a prospective randomised controlled clinical trial of adjuvant physical therapy versus occupational therapy. Pain. 83:77-83.

Ohnesorge H (2002) Apparate in der Schmerztherapie, Thermographie. In: ains, Bd.4, Schmerztherapie H. Beck, E. Martin, J. Motsch, J. Schulte am Esch (Hrsg) Georg Thieme Verlag Stuttgart, New York, 564-566.

Perez RS, Kwakkel G, Zuurmondm WW, de Lange JJ (2001) Treatment of Reflex Sympathetic Dystrophy (CRPS Type 1): A Research Synthesis of 21 Randomized Clinical Trials. J Pain Symptom Manage. 21:511-526.

Pleger B, Tegenthoff M, Schwenkreis P, Janssen F, Ragert P, Dinse HR, Völker B, Zenz M, Maier C (2004) Mean sustained pain levels are linked to hemispherical side-to-side differences of primary somatosensory cortex in the complex regional pain syndrome I. Exp Brain Res. 155:115–119.

Pleger B, Tegenthoff M, Ragert P, Förster AF, Dinse HR, Schwenkreis P, Nicolas V, Maier C (2005) Sensorimotor Returning in Complex Regional Pain Syndrome Parallels Pain Reduction. Ann Neurol. 57:425–429.

Price DD, Long S, Wilsey B, Rafii A (1998) Analysis of Peak Magnitude and Duration of Analgesia Produced by Local Anesthetics Injected into Sympathetic Ganglia of Complex Regional Pain Syndrome Patients. Clin J Pain. 14:216-226.

Raja SN, Treede RD, Davis KD, Campbell JN (1991) Systemic Alpha-adrenergic Blockade with Phentolamine: A Diagnostic Test for Sympathetically Maintained Pain. Anesthesiology. 74:691-698.

Rauck RL, Eisenach JC, Jackson K, Young LD, Southern J (1993) Epidural clonidine treatment for refractory reflex sympathetic dystrophy. Anesthesiology. 79:1163-9.

Reimann A, Bend J, Dembski B (2007) Patientenzentrierte Versorgung bei seltenen Erkrankungen. Bundesgesundheitsbl - Gesundheitsforsch – Gesundheitsschutz. 50:1484–1493.

Rezai AR, Lozano AM (2002) Deep brain stimulation (DBS) for pain. In: Surgical Management of Pain. K. J. Burchiel (Hrsg), Thieme Medical Publishers, New York, 565–576.

Roberts WJ (1986) A Hypothesis on the Physiological Basis for Causalgia and Related Pains. Pain. 24:297-311.

Rommel O, Häbler HJ, Schürmann M (2005) Laboratory Tests for Complex Regional Pain. In: CRPS: Current Diagnosis and Therapy, Progress in Pain Research and Management, Vol. 32, Peter Wilson, Michael Stanton-Hicks, and R. Norman Harden (Hrsg), IASP Press, Seattle,139-159.

Rowbotham MC, Twilling L, Davies PS, Reisner L, Taylor K, Mohr D (2003) Oral Opioid Therapy for Chronic Peripheral and Central Neuropathic Pain. N Engl J Med. 348:1223-1232.

Rowbotham MC (2006) Pharmacologic Management of Complex Regional Pain Syndrome. Clin J Pain. 22:425–429.

Sabatowski R, Gálvez R, Cherry DA, Jacquot F, Vincent E, Maisonobe P, Versavel M and The 1008-045 Study Group (2004) Pregabalin reduces pain and improves sleep and mood disturbances in patients with post-herpetic neuralgia: results of a randomised, placebo-controlled clinical trial. Pain. 109:26–35.

Sabsovich I, Guo TZ, Wei T, Zhao R, Li X, Clark DJ, Geis C, Sommer C, Kingery WS (2008a) TNF signaling contributes to the development of nociceptive sensitization
in a tibia fracture model of complex regional pain syndrome type I. Pain. 137:507–519.

Sabsovich I, Wei T, Guo TZ, Zhao R, Shi X, Li X, Yeomans DC, Klyukinov M,
Kingery WS, Clark JD (2008b) Effect of anti-NGF antibodies in a rat tibia fracturemodel of complex regional pain syndrome type I. Pain. 138:47–60.

Sandroni P, Benrud-Larson LM, McClelland RL, Low PA (2003) Complex regional pain syndrome type I: incidence and prevalence in Olmsted county, a population-based study. Pain. 103:199–207.

Sandroni P, Wilson PR (2005) Sudomotor Changes and Edema – Pathophysiology and Measurement. In: CRPS: Current Diagnosis and Therapy, Progress in Pain Research and Management, Vol. 32, Peter Wilson, Michael Stanton-Hicks, and R. Norman Harden (Hrsg), IASP Press, Seattle, 107 – 118.

Schattschneider J, Binder A, Siebrecht D, Wasner G, Baron R (2006) Complex Regional Pain Syndromes The Influence of Cutaneous and Deep Somatic Sympathetic Innervation on Pain. Clin J Pain. 22:240–244.

Schinkel C, Gärtner A, Zaspel J, Zedler S, Faist E, Schürmann M (2006) Inflammatory Mediators are Altered in the Acute Phase of Posttraumatic Complex Regional Pain Syndrome. Clin J Pain. 22:235–239.

Schott GD (1999) Pain and the sympathetic nervous system. In: C. J. Mathias, R. Bannister (Hrsg) Autonomic failure. 4th ed. Oxford: Oxford University Press, 520–526.
Schott GD (2007) Complex? Regional? Pain? Syndrome? Pract Neurol. 7:145–157.

Schürmann M, Gradl G, Wizgal I, Tutic M, Moser C, Azad S, Beyer A (2001a) Clinical and Physiologic Evaluation of Stellate Ganglion Blockade for Complex Regional Pain Syndrome Type I. Clin J Pain. 17:94-100.

Schürmann M, Vogel T, Gärtner A, Andress HJ, Gradl G (2001b) Erfahrungen mit der Kalzitonin-Behandlung bei Patienten mit Complex Regional Pain Syndrome Type I (CRPS I - M. Sudeck) Z Orthop Ihre Grenzgeb. 139:452-457.

Seifert F, Kiefer G, DeCol R, Schmelz M, Maihöfner C (2009) Differential endogenous pain modulation in complex-regional pain syndrome. Brain. 132:788–800.

Shi TS, Winzer-Serhan U, Leslie F, Hökfelt T (2000) Distribution and regulation of α2-adrenoceptors in rat dorsal root ganglia. Pain. 84:319-330.

Simeone FA (1977) The lumbar sympathetic. Anatomy and surgical implications. Acta Chir Belg. 76:17-26.

Sindrup SH, Jensen TS (1999) Efficacy of pharmacological treatments of neuropathic pain: an update and effect related to mechanism of drug action. Pain. 83:389-400.

Sindrup SH, Bach FW, Madsen C, Gram LF, Jensen TS (2003) Venlafaxine versus imipramine in painful polyneuropathy. Neurology. 60:1284-1289.

Sobotta J (2000) Atlas der Anatomie des Menschen / Sobotta, Bd 1 Kopf, Hals, obere Extremität, R. Putz, R. Pabst unter Mitarb. von Renate Putz (Hrsg), 21. Auflage, Urban und Fischer, München, Jena, 156.

Sommer C, Kress M (2004) Recent findings on how proinflammatory cytokines cause pain: peripheral mechanisms in inflammatory and neuropathic hyperalgesia. Neurosci Lett. 361:184–187.

Spacek A, Kress HG (1997) Akupunktur bei sympathischer Reflexdystrophie? Der Schmerz. 11:20–23.

Standl T, Ohnesorge H (2002) Lokal- und Regionalanästhesie. In: Schmerztherapie. T. Standl, J. Schulte am Esch, H. J. Bardenheuer, R. D. Treede, M. Schäfer (Hrsg) 2. Auflage Georg Thieme Verlag Stuttgart, New York, 182-201.

Stanton-Hicks M, Jänig W, Hassenbusch S, Haddox JD, Boas R, Wilson P (1995) Reflex sympathetic dystrophy: changing concepts and taxonomy. Pain. 63:127-133.

Stanton-Hicks M, Baron R, Boas R, Gordh T, Harden, N. Hendler N, Koltzenburg M, Raj P, Wilder R (1998) Complex Regional Pain Syndromes: Guidelines for Therapy Clin J Pain. 14:155-166.

Stanton-Hicks M, Burton AW, Bruehl SP, Carr DB, Harden RN, Hassenbusch SJ, Lubenow TR, Oakley JC, Racz GB, Raj PP, Rauck RL, Rezai AR (2002) An updated interdisciplinary clinical pathway for CRPS: report of an expert panel. Pain Pract. 2:1-16.

Stanton-Hicks M (2006) Complex Regional Pain Syndrome: Manifestations and the Role of Neurostimulation in Its Management. J Pain Symptom Manage. 31:S20-S24.

Sudeck PH (1900a) Über die akute entzündliche Knochenatrophie. Archiv für klinische Chirurgie, Berlin. 62:147.

Sudeck PH (1900b) Über die akute entzündliche Knochenatrophie. Verhandlungen der deutschen Gesellschaft für Chirurgie, Berlin. 29:673-682.

Sudeck PH (1901/1902) Über die akute (reflektorische) Knochenatrophie nach Entzündungen und Verletzungen an den Extremitäten und ihre klinischen Erscheinungen. Fortschr Geb Rontgenstr. 5:277.

Sudeck PH (1938) Die kollateralen Entzündungsreaktionen an den Gliedmassen (sogenannte akute Knochenatrophie) Archiv für klinische Chirurgie, Berlin. 191:710.

Taira T, Ochiai T, Goto S, Hori T (2006) Fifteen year experience of intrathecal baclofen treatment in Japan. Acta Neurochir Suppl. 99:61-3.

Torebjörk E, Wahren L, Wallin G, Hallin R, Koltzenburg M (1995) Noradrenaline-evoked pain in neuralgia. Pain. 63:11-20.

Tran de QH, Duong S, Bertini P, Finlayson RJ (2010) Treatment of complex regional pain syndrome: a review of the evidence. Can J Anaesth. 57:149-66.

Treede RD (1998) Pathophysiologie und Diagnostik von sensiblen Störungen bei sympathikusabhängigen Schmerzen. Schmerz. 12:250–260.

Trepel M (2004) Vegetatives Nervensystem. In: Neuroanatomie Struktur und Funktion 3.Auflage, Urban und Fischer München, Jena, 277-295.

Twillman RK (2007) Mental disorders in chronic pain patients. J Pain Palliat Care Pharmacother. 21:13-9.

Üçeyler N, Eberle T, Rolke R, Birklein F, Sommer C (2007) Differential expression patterns of cytokines in complex regional pain syndrome. Pain. 132:195–205.

Veldman PH, Reynen HM, Arntz IE, Goris RJ (1993) Signs and symptoms of reflex sympathetic dystrophy: prospective study of 829 patients. The Lancet. 342:1012-1016.

Veldman PH, Goris RJ (1996) Multiple reflex sympathetic dystrophy.Which patients are at risk of developing a recurrence of reflex sympathetic dystrophy in the same or another limb. Pain. 64:463–466.

van de Vusse AC, Stomp-van den Berg SG, Kessels AH, Weber WE (2004) Randomised controlled trial of gabapentin in Complex Regional Pain Syndrome type 1. BMC Neurol 4:13.

Wahren LK, Torebjörk E (1992) Quantitative sensory tests in patients with neuralgia 11 to 25 years after injury. Pain. 48:237-244.

Wang LK, Chen HP, Chang PJ, Kang FC, Tsai YC (2001) Axillary brachial plexus block with patient controlled analgesia for complex regional pain syndrome type I: A case report. Reg Anesth Pain Med. 26:68-71.

Wasner G, Baron R (1998) Das Problem von Sympathikus und Schmerz. Schmerz. 12:276–281.

Wasner G, Schattschneider J, Baron R (2002) Skin temperature side differences – a diagnostic tool for CRPS? Pain. 98:19–26.

Wasner G, Schattschneider J, Binder A, Siebrecht D, Maier C, Baron R (2003a) Das komplexe regionale Schmerzsyndrom Neue Erkenntnisse. Anaesthesist. 52:883–895.

Wasner G, Schattschneider J, Binder A, Baron R (2003b) Complex regional pain syndrome - diagnostic, mechanisms, CNS involvement and therapy. Spinal Cord. 41:61-75.

Wasner G, Baron R (2005) Vasomotor Changes - Pathophysiology and Measurement. In: CRPS: Current Diagnosis and Therapy, Progress in Pain Research and Management, Vol. 32, Peter Wilson, Michael Stanton-Hicks, and R. Norman Harden (Hrsg), IASP Press, Seattle, 81 – 106.

Weber M, Birklein F, Neundörfer B, Schmelz M (2001) Facilitated neurogenic inflammation in complex regional pain syndrome. Pain. 91:251-257.

Weber M, Neuendörfer B, Birklein F (2002) Morbus Sudeck – Pathophysiologie und Therapie eines komplexen Schmerzsyndroms. DMW. 127:384-389.

Wechsler RJ, Frank ED, Halpern EH, Nazarian LN, Jalali S, Ratner ER (1998) Percutaneous Lumbar Sympathetic Plexus Catheter Placement for Short- and Long-Term Pain Relief: CT Technique and Results. J Comput Assist Tomogr. 22:518-523.

Wilkinson HA (1984) Percutaneous Radiofrequency Upper Thoracic Sympathectomy: A New Technique. Neurosurgery. 15:811-814.

Wilson PR, Bogduk N (2005) Retrospection, Science and Epidemiology of CRPS. In: CRPS: Current Diagnosis and Therapy, Progress in Pain Research and Management, Vol. 32, Peter Wilson, Michael Stanton-Hicks, and R. Norman Harden (Hrsg), IASP Press, Seattle, 19-41.

Wu G, Ringkamp M, Hartke TV, Murinson BB, Campbell JN, Griffin JW, Meyer RA (2001) Early Onset of Spontaneous Activity in Uninjured C-Fiber Nociceptors after Injury to Neighboring Nerve Fibers. J Neurosci. 21:140.

Wu G, Ringkamp M, Murinson BB, Pogatzki EM, Hartke TV, Weerahandi HM, Campbell JN, Griffin JW, Meyer RA (2002) Degeneration of Myelinated Efferent Fibers Induces Spontaneous Activity in Uninjured C-Fiber Afferents. Neuroscience. 22:7746–7753.

Wulf H, Maier C (1992) Komplikation und Nebenwirkungen bei Blockaden des Ganglion stellatum. Anaesthesist. 41:146-51.

Zijlstra FJ, van den Berg-de Lange I, Huygen FJ, Klein J (2003) Anti-inflammatory actions of acupuncture Mediators Inflamm. 12:59-69.

Valley MA, Rogers JN, Gale DW (1995) Relief of recurrent upper extremity sympathetically-maintained pain with contralateral sympathetic blocks: Evidence for crossover sympathetic innervation? J Pain Symptom Manage, 10:396-400.

van Zundert J (2007) Clinical research in interventional pain management techniques: the clinician's point of view. Pain Pract. 7:221-9.

van der Zypen E (1977) Anatomy of the sympathetic nervous system Vasa. 6:115-23.

7 Tabellenverzeichnis

Tabelle 2-1: Charakteristika der Patientenkollektive in bevölkerungsbasierten Studien 18
Tabelle 2-2: Zusammengefasste Symptomgruppen 46
Tabelle 3-1: Häufigkeitsverteilung Patientendaten 48
Tabelle 3-2: Konstellationen Patientendaten 49
Tabelle 3-3: Durchschnittliche Altersverteilung nach Geschlecht und CRPS-Typ 49
Tabelle 3-4: Häufigkeitsverteilung Symptomatik bei Aufnahme 52/53
Tabelle 3-5: Vergleich der kurzfristigen NRS-Reduktion Neuromodulation/Neuroablation 54
Tabelle 3-6: Kurzfristiger Verlauf der Intensität der Ruheschmerzen 58
Tabelle 3-7: Kurzfristiger Belastungsschmerzverlauf 61/62
Tabelle 3-8: Langfristiger Ruheschmerzverlauf 66
Tabelle 3-9: Langfristiger Belastungsschmerzverlauf 68
Tabelle 3-10: NRS-Entwicklung von Aufnahme zu Follow-Up nach Verlaufstypen 72
Tabelle 3-11: Sonstige Symptomatik im Langzeitverlauf 75/76
Tabelle 3-12: NRS Entwicklung von Entlassung zu Follow-Up absolut nach Verlaufstypen 77
Tabelle 4-1: Charakteristik des Patientenkollektivs im Vergleich 97

8 Abbildungsverzeichnis

Abbildung 1-1: Schema zur Diagnosestellung eines CRPS (nach Harden und Bruehl 2007) 7
Abbildung 1-2: Autonomes Nervensystem (modifiziert aus Gray 1918) 9
Abbildung 2-1: Studienaufbau der vorliegenden Untersuchung 11
Abbildung 2-2: Darstellung der peripheren Mechanismen der neurogenen Entzündung 20
Abbildung 2-3: Therapieoptionen beim CRPS 31
Abbildung 2-4: Behandlungskonzept der funktionellen Wiederherstellung beim CRPS
(nach Stanton-Hicks et al. 2002) 32
Abbildung 2-5: Behandlungsalgorithmus der kontinuierlichen Grenzstrangblockade 43
Abbildung 2-6: Patientenkollektiv und Drop-Outs 44
Abbildung 3-1: Grafische Darstellung dichotomer Patientendaten 48
Abbildung 3-2: Histogramm Altersverteilung mit Normalverteilungskurve 49
Abbildung 3-3: Histogramm der Dauer von Beginn der Erkrankung bis zur Behandlung 50
Abbildung 3-4: Boxplot der Schmerzintensität bei Aufnahme 51
Abbildung 3-5: Verteilung der prozentualen Ruheschmerzentwicklung 56
Abbildung 3-6: Vergleich der absoluten NRS-Ruheschmerzwerte vor (prä) und nach (post)
Intervention 56
Abbildung 3-7: Histogramm Entwicklung der Ruhe-NRS-Werte nach Intervention 57
Abbildung 3-8: Verteilung der prozentualen Belastungsschmerzentwicklung 59
Abbildung 3-9: Vergleich der absoluten NRS-Belastungsschmerzwerte vor (prä) und nach (post)
Intervention 60
Abbildung 3-10: Histogramm Entwicklung der Belastungs-NRS-Werte nach Intervention 60
Abbildung 3-11: Boxplot der NRS-Schmerzwerte vor und nach Behandlung 63
Abbildung 3-12a+b: Einteilung der Verlaufstypen nach Tendenz über den gesamten
Beobachtungszeitraum und Häufigkeiten der Konstellationen aus Ruhe- und
Belastungsschmerzverlauf 74
Abbildung 3-13: Exemplarische Darstellung zweier Verläufe Entlassung zu Follow-Up 78
Abbildung 4-1: Interventionelle Schmerztherapieoptionen (nach Stanton-Hicks et al. 2002) 86

9 Anhang

9.1 Bogen zur Datenerhebung aus Patientenakten mit Kodierauflösung (Bogen 1)

	Item	Mögliche Werte / Erklärung
1	Patientennummer	Patientennummer
2	Alter	Alter des Patienten zum Zeitpunkt der Erkrankung
3	Geschlecht	1=Weiblich 2=Männlich
4	CRPS I/II	1=Typ I 2=Typ II
5	Lokalisation	1=Hand rechts 2=Hand links 3=Fuß rechts 4=Fuß links
6	Dauer bis Behandlung in Wochen	Zeit vom Auftreten der Symptome bis zur Behandlung im UKE
7	Rezidiv	1=ja 2=nein
8	Zeitspanne in Monaten	Zeit seit Entlassung in Monaten
9	Schmerz (in Ruhe) NRS/VAS von	999=unbekannt 2=1 3=2...11=10 12=0
10	Schmerz (bei Bewegung) NRS/VAS bis	999=unbekannt 2=1 3=2...11=10 12=0
11	Spontanschmerz-Charakter	999=unbekannt 2=brennend 3=stechend 4=drückend/ziehend 5=krampfartig 6=einschiessend 7=ausstrahlend 8=brennend+stechend+ziehend
12	Allodynie	999=unbekannt 1=ja 2=nein
13	Hyperästhesien	999=unbekannt 1=ja 2=nein
14	Hypästhesien	999=unbekannt 1=ja 2=nein
15	Dysästhesien	999=unbekannt 1=ja 2=nein
16	Parästhesien	999=unbekannt 1=ja 2=nein
17	**Sensibilität Zusammenfassung**	Auffälligkeiten sensiblen Natur vorhanden 999=unbekannt 0=nein 1=ja
18	Hemisyndrom	999=unbekannt 1=ja 2=nein
19	Neglect-like-Syndrome	999=unbekannt 1=ja 2=nein
20	**Neglect Zusammenfassung**	Irgendwelche neglectartigen Symptome 999=unbekannt 0=nein 1=ja
21	Temperaturdifferenzen	999=unbekannt 2=keine 3=betr.Seite wärmer 4=betr. Seite kühler
22	Durchblutungsstörungen	999=unbekannt 1=ja 2=nein
23	Sudomotorische Störungen	999=unbekannt 2=Vermehrtes Schwitzen 3=Vermindertes Schwitzen 4=keine
24	Ödem	999=unbekannt 1=ja 2=nein
25	Trophische Störung	999=unbekannt 2=keine 3=mehr Haar 4=weniger Haar 5=mehr Nägel 6=weniger Nägel 7=Alles mehr 8=Alles weniger
26	Hautveränderungen	999=unbekannt 2=keine 3=trocken 4=wachsartig 5=marmoriert 6=schuppig
27	Verfärbung	999=unbekannt 2=keine 3=livide 4=blaß 5=rötlich
28	**Autonomes System Zusammenfassung**	Auffälligkeiten autonomer Natur vorhanden 999=unbekannt 0=nein 1=ja
29	Muskelatrophie	999=unbekannt 1=ja 2=nein
30	Willkürmotorik/Bewegungsumfang	999=unbekannt 2=unbeeinträchtigt 3=Verlust 4=leicht eingeschränkt 5=stark eingeschränkt
31	Tremor	999=unbekannt 2=kein 3=Ruhetremor 4=Intentionstremor 5=Haltetremor 6=intermittierend
32	Koordinationsstörung	999=unbekannt 1=ja 2=nein
33	Muskelspasmen	999=unbekannt 1=ja 2=nein
34	Dystonie	999=unbekannt 1=ja 2=nein
35	Rigide Muskulatur	999=unbekannt 1=ja 2=nein
36	**Motorik Zusammenfassung**	Irgendwelche motorischen Symptome 999=unbekannt 0=nein 1=ja
37	Gelenksteifheit	999=unbekannt 2=nein 3=große Gelenke 4=kleine Gelenke 5=kleine und große Gelenke
38	Ankylose	999=unbekannt 1=ja 2=nein
39	**Gelenke Zusammenfassung**	Irgendwelche Gelenksymptome 999=unbekannt 0=nein 1=ja
40	Aktive Osteoporose	999=unbekannt 1=ja 2=nein
41	Fleckförmige Entkalkung im Röntgen	999=unbekannt 1=ja 2=nein
42	Milchige Osteoporose	999=unbekannt 1=ja 2=nein
43	**Radiologische Veränderungen**	Irgendwelche radiologischen Veränderungen 999=unbekannt 0=nein 1=ja
44	SES affektiv	Summe der affektiven Werte der Schmerzempfindungsskala
45	SES sensorisch	Summe der sensorischen Werte der Schmerzempfindungsskala
46	PDI Summenwert	Pain Disability Index Summenwert
47	PDI Gesamtmittelwert	Pain Disability Gesamtmittelwert
48	ADS Summe	Allgemeine Depressionsskala, Werte über 23 sind auffällig
49	ADS auffällig	999=unbekannt 1=ja 2=nein
50	Affektlabilität	999=unbekannt 1=ja 2=nein
51	Körperwahrnehmungsstörung	999=unbekannt 1=ja 2=nein
52	Depressivität	999=unbekannt 2=keine 3=leicht 4=mittel 5=schwer
53	Depressivität vor Erkrankung	999=unbekannt 2=keine 3=leicht 4=mittel 5=schwer
54	Bagatellisierung	999=unbekannt 1=ja 2=nein
55	Katastrophisierung	999=unbekannt 1=ja 2=nein
56	Autoaggressives Verhalten (Verachlässigung)	999=unbekannt 1=ja 2=nein
57	**Psychische Zusammenfassung**	Irgendwelche psychischen Auffälligkeiten 999=unbekannt 0=nein 1=ja
58	MdE	Vorliegen einer Minderung der Erwerbsfähigkeit (MdE) 999=unbekannt 1=ja 2=nein 3=beantragt
59	MdE in %	Prozentangabe der MdE
60	GdB	Vorliegen eines Grades der Behinderung (GdB) 999=unbekannt 1=ja 2=nein 3=beantragt
61	GdB in %	Prozentangabe des GdB
62	Rentenantrag	Vorliegen eines noch nicht entschiedenen Rentenantrags 999=unbekannt 1=ja 2=nein
63	Antragsstellung beabsichtigt	Rentenantragsstellung beabsichtigt 999=unbekannt 1=ja 2=nein
64	Rente	999=unbekannt 1=ja 2=nein
65	wenn ja was für Rente	999=unbekannt 1=keine Rente 2=endgültig 3=auf Zeit
66	Rente wegen	999=unbekannt 1=keine Rente 2=Erreichen der Altersgrenze 3=Vorgezogenes Altersruhegeld 4=Erwerbsunfähigkeit 5=Berufsunfähigkeit 6=Berufsgenossenschaftsrente
67	Schmerzen sind Folge eines Arbeitsunfalls	999=unbekannt 1=ja 2=nein
68	Erfolg der diagn.Blockade	999=unbekannt 2=nein 4=keine Blockade gemacht
69	Schmerzreduktion auf VRS/VAS von	999=unbekannt 2=1...11=10 12=0 13=vermindert 14=stark vermindert 15=suffizient vermindert
70	Schmerzreduktion auf VRS/VAS bis	999=unbekannt 2=1...11=10 12=0 13=vermindert 14=stark vermindert 15=suffizient vermindert
71	Allodynie verbessert	999=unbekannt 2=verbessert 3=verschwunden 4=keine Verbesserung 5=nie Allodynie gehabt
72	Funktionsverbesserung	999=unbekannt 2=Bewegungsumfang vergrößert 3=Bewegungsumfang normal 4=Bewegungsumfang unverändert
73	Ödeme rückläufig	999=unbekannt 2=verbessert 3=verschwunden 4=keine Verbesserung
74	Anzahl Therapeutischer Blockaden	
75	Medikament Dosierung GSK ml/h	1=Carbostesin (Bupivacain) 0,25% 10ml/h 2=Naropin (Ropivacain) 0,2% 10ml/h 3=Naropin 0,2% 5ml/h 4=Naropin 0,1 5ml/h
76	Bolusgaben (Top-Ups)	1=Carbostesin 0,5% 10ml 2=Naropin 1% 10ml 3=Naropin 0,1 5ml
77	Anzahl Top-Ups	
78	Dauer bis Wirkung	1=keine Wirkung 2=gleicher Tag 3=1Tag...13=11Tage
79	Dauer GSK insgesammt	Dauer der Katheterbehandlung in Tagen
80	Schmerz b. Behandlungsende VRS/VAS von	999=unbekannt 2=1...11=10 12=0 13=vermindert 14=stark vermindert 15=suffizient vermindert
81	Schmerzreduktion auf VRS/VAS bis	999=unbekannt 2=1...11=10 12=0 13=vermindert 14=stark vermindert 15=suffizient vermindert
82	Allodynie verbessert	999=unbekannt 2=verbessert 3=verschwunden 4=keine Verbesserung 5=nie Allodynie gehabt
83	Funktionsverbesserung	999=unbekannt 2=Bewegungsumfang vergrößert 3=Bewegungsumfang normal 4=Bewegungsumfang unverändert
84	Ödeme rückläufig	999=unbekannt 2=verbessert 3=verschwunden 4=keine Verbesserung
85	NRS/VAS nach 8/12h Pumpenpause von	999=unbekannt 2=1...11=10 12=0 13=vermindert 14=stark vermindert 15=suffizient vermindert
86	NRS/VAS nach 8/12h Pumpenpause bis	999=unbekannt 2=1...11=10 12=0 13=vermindert 14=stark vermindert 15=suffizient vermindert
87	Erfolgreiche Neuromodulation	999=unbekannt 1=ja 2=nein
88	Anzahl Neurodestruktionen	Anzahl der permanenten neurolytischen Applikationen
89	Lösung	999=unbekannt 1=80,75% Ethanol mit KM
90	Dauer bis Wirkung	Dauer bis zum Wirkungseintritt in Tagen 1=keine Wirkung 2=gleicher Tag 3=1Tag...13=11Tage

9.2 Bogen zur Datenerhebung aus Patientenbefragung (Bogen 2)

Aktueller Zustand
Schmerz

Lokalisation	Oberflächlich (Allodynie)	Tiefe
Schmerz-VAS 0-10	In Ruhe ___	
	bei Bewegung ___	
Schmerzcharakter	brennend	stechend
drückend/ziehend	krampfartig	einschießend ausstrahlend
bre-ste-zie		
Provokationen	Bewegung Kälte Wärme Stress	

Sensibilitätssymptome   Taubheit   Kribbeln

Autonomes System

Temperaturunterschiede	betr. Seite kälter betr. Seite wärmer
Schwitzen	vermehrt vermindert Anhidrose
Ödem	Schwellung mit gespannter Haut
Trophik	Mehr/Weniger Haare & Nägel
Haut	normal livide blass rötlich trocken wachsartig marmoriert schuppig

Motorik

Tremor	Unwillkürliches Zittern
Bewegungsumfang	Vor Therapie
	Nach Therapie
Gelenkversteifung	Ja Nein

Veränderung seit Entlassung

Physiotherapie	ja	gehabt bis vor _____ Monaten/Jahren
	nein	

Psychotherapie	ja	gehabt bis vor _____ Monaten/Jahren
	nein	

Behandlungserfolg hat gehalten für _____ Wochen/Monate/Jahre

Ausweitung der Symptomatik

Verlauf
Schmerz

_____
_____

_____

Sensibilität

_____

_____

Autonomes

_____

_____

Motorik

_____
_____

_____

10 Danksagung

Mein besonderer Dank gilt Herrn Prof. Dr. Helge Beck für die Überlassung des Dissertationsthemas und für die Unterstützung während des Entehungsprozesses. Frau Dr. Kamayni Agarwal danke ich für ihre ständige Begleitung der Ausarbeitung. Ebenso danke ich Frau Evelyne Schlegel, die mir bei der Organisation von Räumlichkeiten und Patientenakten eine große Hilfe war.

Des Weiteren danke ich auch allen Mitarbeitern der Schmerzklinik der Klinik und Poliklinik für Anästhesiologie des Universitätsklinikums Hamburg-Eppendorf für die Mitarbeit und Hilfe.

Danken möchte ich auch ganz herzlich all denen um mich herum, die indirekt zur Entstehung dieser Dissertation beigetragen haben. Die Schaffung der notwendigen Rahmenbedingungen, die den Luxus einer Verlängerung meiner Studienzeit beinhalteten, durch meine Eltern weiß ich sehr zu schätzen. Dies gilt ebenso für ihre Weisheit die Zeitpunkte zu erkennen, an dem mir ihr Nachfragen, oder aber ein Schweigen zum Thema Dissertation weiterhelfen würde.

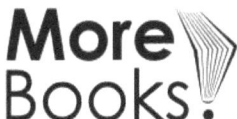 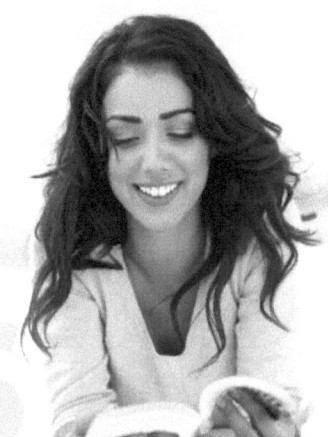

I want morebooks!

Buy your books fast and straightforward online - at one of world's fastest growing online book stores! Environmentally sound due to Print-on-Demand technologies.

Buy your books online at
www.morebooks.shop

Kaufen Sie Ihre Bücher schnell und unkompliziert online – auf einer der am schnellsten wachsenden Buchhandelsplattformen weltweit! Dank Print-On-Demand umwelt- und ressourcenschonend produziert.

Bücher schneller online kaufen
www.morebooks.shop

KS OmniScriptum Publishing
Brivibas gatve 197
LV-1039 Riga, Latvia
Telefax: +371 686 204 55

info@omniscriptum.com
www.omniscriptum.com

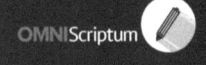

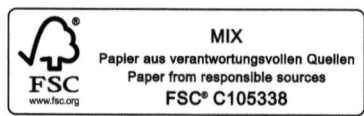

Printed by Books on Demand GmbH, Norderstedt / Germany